盆底肌

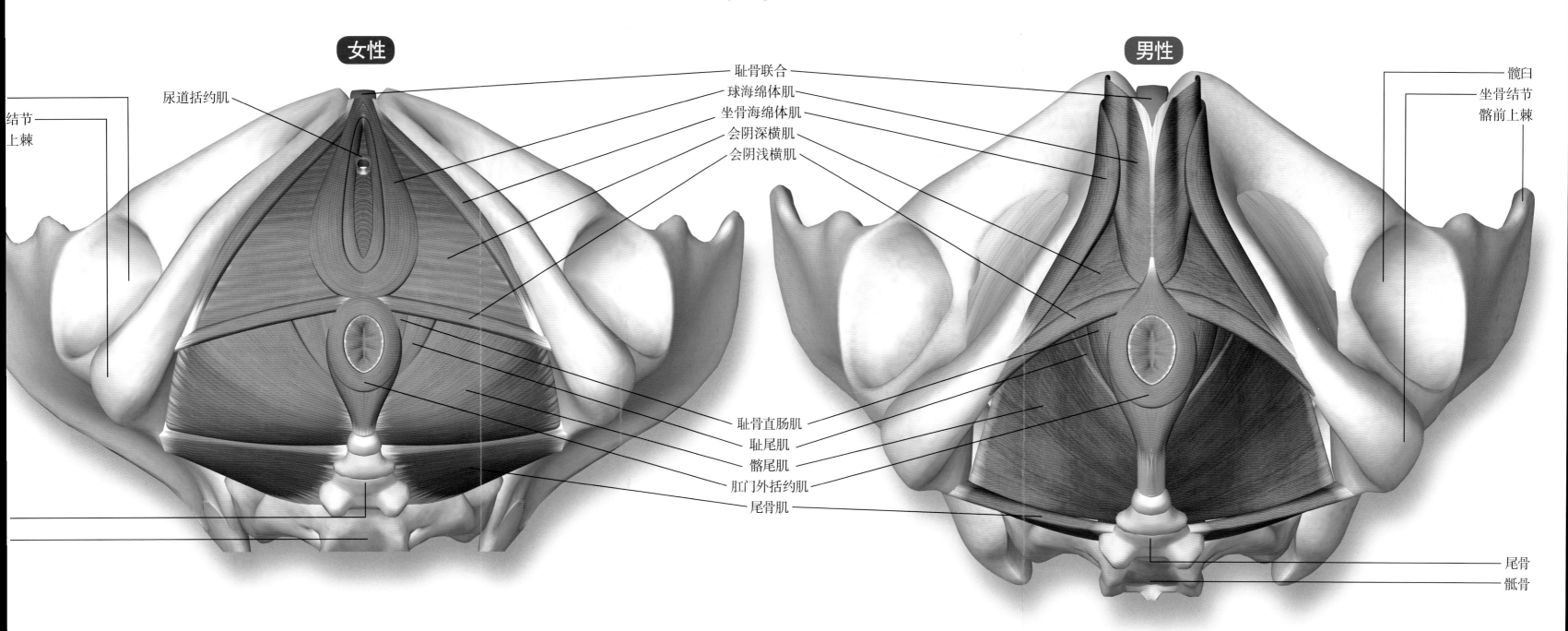

女性

男性

耻骨联合
球海绵体肌
坐骨海绵体肌
会阴深横肌
会阴浅横肌

尿道括约肌

髋臼
坐骨结节
髂前上棘

结节
上棘

耻骨直肠肌
耻尾肌
髂尾肌
肛门外括约肌
尾骨肌

尾骨
骶骨

尾骨
骶骨

骨盆解剖
及功能训练图解

〔日〕竹内京子
〔日〕冈桥优子 著

李 健 陆长青 译

北京科学技术出版社

Copyright ©2012 Round Flat, Inc.

Original Japanese edition published by Round Flat, Inc.
Translation rights arranged with Round Flat, Inc.

著作权合同登记号　图字：01-2018-3228

图书在版编目（CIP）数据

骨盆解剖及功能训练图解 /（日）竹内京子，（日）冈桥优子著；李健，陆长青译 .—北京：北京科学技术出版社，2019.1（2024.10 重印）
书名原文：骨盤ナビ
ISBN 978-7-5304-9700-5

Ⅰ. ①骨… Ⅱ. ①竹… ②冈… ③李… ④陆… Ⅲ. ①骨盆 – 人体解剖学 – 图解　Ⅳ. ①R323-64

中国版本图书馆 CIP 数据核字（2018）第 193465 号

责任编辑：	周　珊　张真真
责任校对：	贾　荣
责任印制：	吕　越
封面设计：	MXK DESIGN STUDIO
出 版 人：	曾庆宇
出版发行：	北京科学技术出版社
社　　址：	北京西直门南大街 16 号
邮政编码：	100035
电话传真：	0086-10-66135495（总编室）　0086-10-66113227（发行部）
网　　址：	www.bkydw.cn
印　　刷：	北京捷迅佳彩印刷有限公司
开　　本：	787mm × 1092mm　1/16
字　　数：	300 千字
印　　张：	12
版　　次：	2019 年 1 月第 1 版
印　　次：	2024 年 10 月第 6 次印刷

ISBN 978-7-5304-9700-5

定　　价：79.00 元

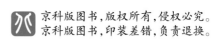

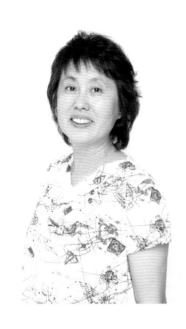

竹内京子

日本帝京平成大学人类照护学部柔道整复学教授,帝京平成大学大学院解剖学教授。

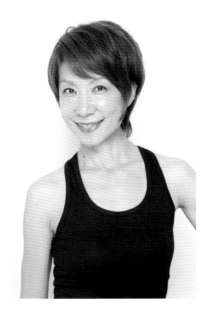

冈桥优子

日本Fitness协会总监,美国运动医学会Fitness专家,早稻田大学运动学讲师,深入研究女性产前产后保健,更年期、乳腺癌手术照护等。

前言1

自人类开始直立行走，支撑身体的骨骼渐渐产生了变化；特别是骨盆，其变化更是剧烈。在本书中，我们将对堪称"身体中枢"的骨盆做全面的介绍。我们将以一种崭新的写法来编纂此书，希望通过回答各种骨盆的相关问题，让读者重新了解骨骼与肌肉的构造及作用，并试着引导读者将所学的知识应用于日常的活动中。基于上述宗旨，不论是想要了解解剖学知识的健身教练，还是为了自身健康而进行运动与保养的人，都可以通过本书获得帮助。

本书从骨盆的解剖学知识到骨盆运动，收录了大量丰富、细腻的内容。前半部分将为读者介绍骨盆的相关知识、骨盆为何称为身体的运动中枢、支撑内脏的骨盆的结构特点及其运动方式；后半部分介绍知名健身教练——冈桥优子所传授的骨盆运动。

从解剖学的角度来说，构成骨盆的相关骨骼只有3种，共4块骨头而已；骨盆的运动却是由两侧（腹部、髋关节、盆底）的80块肌肉共同完成的，非常惊人。骨盆究竟能做出多复杂的动作？其内容之繁杂几乎是我们难以完全熟记的，因此，希望每位读者都能按照自己的需求来阅读本书。解剖学的初学者可以将此书当作入门书籍；而对于曾经学过却早已忘记内容的人来说，也可以一边了解解剖学术语，一边复习过去学过的相关内容。

在修订本书时，我最烦恼的部分就是"专有名词"。这些词汇常因为不同的看法而有着不同的定义，不同领域的专业人士也常会使用不同的术语……到底该如何统一这些说法呢？着实让我伤透了脑筋。因此，在本书中，这类专有名词会尽可能地加入解释。

最后，愿本书成为各位手边能带来益处的书。

竹内京子

前言2

30年前，当我结束澳大利亚打工度假之旅后，便带着有氧运动教练的证书回到日本，这是我的职业认证，也是我赖以生存的手段。

一件事情的发生阻碍了我的有氧运动，那就是怀孕。在我人生最为活跃的时期，我竟然怀孕了！原本打算生完就马上回到工作岗位，身体却跟我开了一个大玩笑，让我经历了过去不曾有过的感受。当时的我常有着不敢跳跃。不去上厕所就会不安心的不安情绪，深切地感受到那种"受厕所支配的恐惧感"。

我想除了胸大肌和手臂外，对于女性而言，更应该好好锻炼的重要肌群，是与骨盆相连的肌肉。除了会因为分娩、激素变化而变得衰弱的盆底肌外，骨盆的侧面还牵涉了40块以上的肌肉。当时的我有个很深的认识：这些肌肉都应该好好锻炼才行。当前社会刮起的骨盆热潮——强调减重或是以体操方式就能左右骨盆的开合——让我倍感忧心。

于是我想在本书中先提供骨盆、周围相关肌肉的正确知识以及解剖学概念；接着再以3个阶段——放松、伸展、强化为设计理念，来适当规划骨盆运动，以期能训练到与骨盆相连接的各块肌肉。相信本书这样的架构能为那些有减重兴趣的女性朋友，或是教授骨盆体操的人士提供相关的专业帮助。

目前，人的寿命越来越长，但对于身体功能的维持仍无法追上寿命的延长程度，因此，我们更应该持续地锻炼身体，以维持身体的正常运作。若是本书所介绍的运动能对读者有所帮助的话，那实在是件非常荣幸的事。

最后，Round Flat的负责人大内实，在执笔、制作本书时对我颇为照顾；竹内京子老师总是为我冲泡美味的茶饮；还有为我提供莫大帮助与支持的书写者——伊藤康子：对于这些人，我要再次衷心地表达我内心的感谢。

冈桥优子

目录

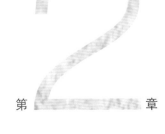

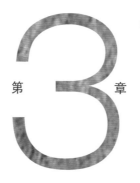
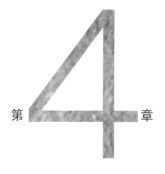

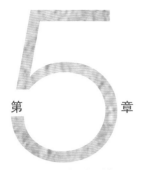

第 5 章

利用骨盆调整运动改善骨盆歪斜与松弛

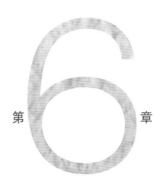

通过骨盆调整运动改善身体不适

第6章

附录

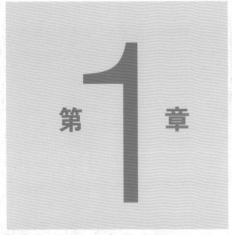

骨盆的构造

　　在我们身体的中心位置有一个重要的骨性构造，它就是骨盆！骨盆并不是一块骨，它由多块骨组合而成。在本章中，我们将介绍组成骨盆的骨，并详细解说骨盆的构造。

骨盆的位置
位于身体中心的骨盆是重要的骨性结构

骨盆位于身体的中心部位,
担任连接上半身与下半身的重要角色。

　　骨盆的位置在身体的正中央,连接着上半身与下半身,是个非常重要的骨性结构。

　　按照部位,身体可以分成两大部分:躯干(头部、颈部、胸部、腹部、盆部)和四肢(上肢、下肢)。

　　髂嵴是骨盆的左右上缘,从左右髂嵴的最高点,往斜下方画出直线,这两条直线交叉的范围即为骨盆。

　　骨盆借由脊柱与上半身相连,骨盆也因此成为支撑上半身活动的重要基座;骨盆通过髋关节与下半身连接,因此,骨盆与下肢的动作也是息息相关的。

■ 骨盆在全身骨骼中的位置

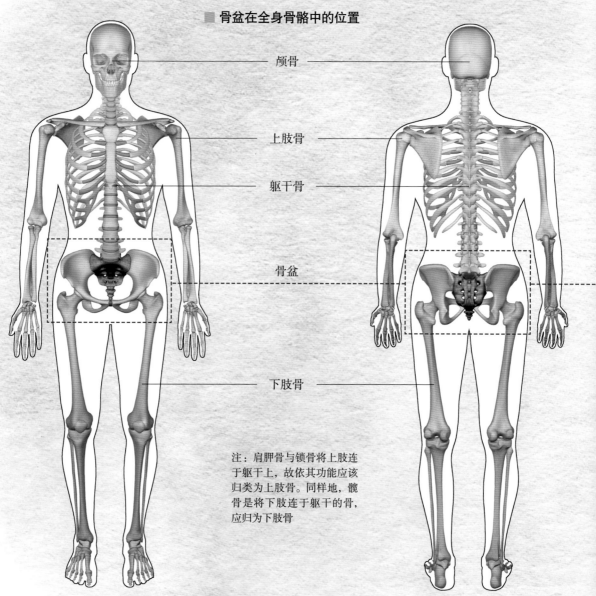

颅骨

上肢骨

躯干骨

骨盆

下肢骨

注:肩胛骨与锁骨将上肢连
　于躯干上,故依其功能应该
　归类为上肢骨。同样地,髋
　骨是将下肢连于躯干的骨,
　应归为下肢骨

■ 骨盆与运动系统的关系

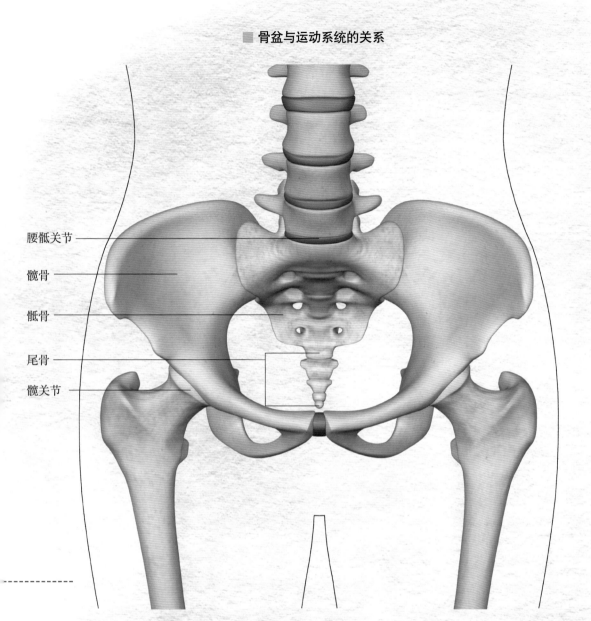

- 腰骶关节
- 髋骨
- 骶骨
- 尾骨
- 髋关节

解剖学上的骨盆是由左、右髋骨和骶、尾骨以及其间的骨连结构成。这些骨几乎不具有可动性。

若从运动功能角度来看，骨盆除了以上所述的结构外，还包含以下的部分：位于骨盆与第五腰椎之间的腰骶关节，以及骨盆与股骨之间的髋关节。

第1章 骨盆的构造

第2章 骨盆周围的肌肉

第3章 骨盆的运动

第4章 关于骨盆常见的疑问与误解

第5章 利用骨盆调整运动改善骨盆僵硬与松弛

第6章 通过骨盆调整运动改善身体不适

骨盆的外形
呈现出水盆般的外形是有原因的

骨盆具有两大功能：保护内脏、支撑身体。
骨盆的独特外形与其扮演的角色息息相关。

　　骨盆的解剖学术语为pelvis，其拉丁语含义就是水盆、洗脸盆，而骨盆也正如其名，呈现出水盆一般的形状。水盆是用来盛放水的器皿，而骨盆也同样具有放置脏器的功能，在盆腔中有肠道、泌尿器官、生殖器等重要脏器；此外，骨盆还必须承受人体上半身的重量。

　　位于骨盆中央的骶骨，同时也是参与构成脊柱的骨，下方连结着尾骨，左右则与髋骨相连。

　　骨盆与上半身、下半身这两个活动度高的部位相互连接，并担任支撑各部位动作的基座。

■ **水盆**
骨盆一词源自
"水盆"之意

■ **骨盆前面**

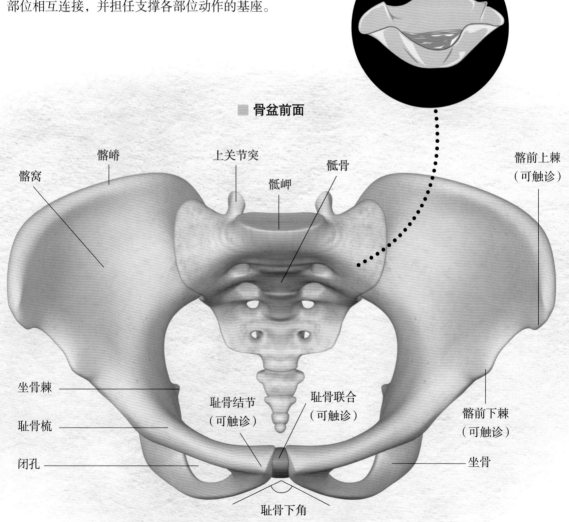

髂嵴

髂窝

上关节突

骶岬

骶骨

髂前上棘
（可触诊）

坐骨棘

耻骨梳

闭孔

耻骨结节
（可触诊）

耻骨联合
（可触诊）

髂前下棘
（可触诊）

坐骨

耻骨下角

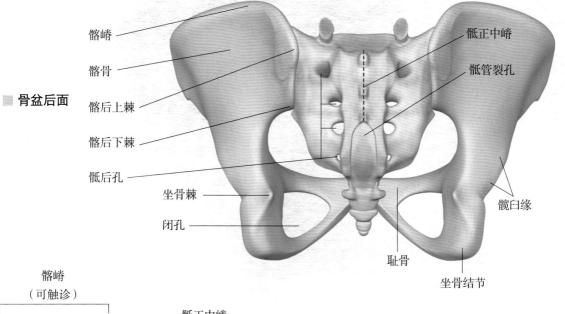

■ 骨盆后面

- 髂嵴
- 髂骨
- 髂后上棘
- 髂后下棘
- 骶后孔
- 坐骨棘
- 闭孔
- 骶正中嵴
- 骶管裂孔
- 髋臼缘
- 耻骨
- 坐骨结节

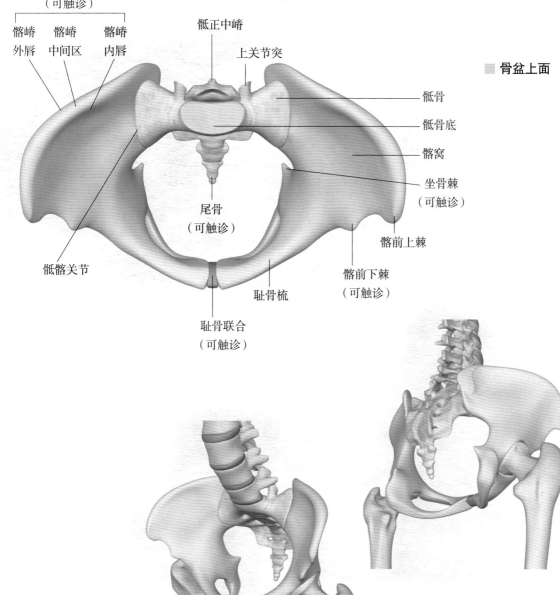

■ 骨盆上面

- 髂嵴（可触诊）
  - 髂嵴外唇
  - 髂嵴中间区
  - 髂嵴内唇
- 骶正中嵴
- 上关节突
- 骶骨
- 骶骨底
- 髂窝
- 坐骨棘（可触诊）
- 髂前上棘
- 尾骨（可触诊）
- 骶髂关节
- 耻骨梳
- 髂前下棘（可触诊）
- 耻骨联合（可触诊）

第1章 骨盆的构造

第2章 骨盆周围的肌肉

第3章 骨盆的运动

第4章 关于骨盆带常见的疑问与误解

第5章 利用骨盆调整运动改善身体姿势与松弛

第6章 通过脊柱调整运动改善身体不适

5

髋骨
蝶状、左右成对的骨

从本页起，将会进一步介绍骨盆中的骨。
首先就从最大的髋骨谈起。

骨盆由4块骨组成，分别为：骶骨、尾骨以及左右两块髋骨。髋骨是骨盆中最大的骨，左右各一，覆盖整个骨盆。

在出生后，髋骨是3块分离的骨：髂骨、耻骨和坐骨。这3块骨之间以Y形软骨相互连结，形成Y形软骨联合。在成长过程中，软骨部分会逐渐增生成新骨（软骨内骨化），最后转变为

骨骺联合。换言之，随着年龄的增长，从15~16岁开始，髂骨、耻骨、坐骨便会开始闭合，最后合并成髋骨。

Y形软骨联合位于大腿股骨头的接口——髋臼中。坐骨和耻骨的支部会连结形成闭孔。采取坐姿时，坐骨结节会接触到椅面。为了支撑体重，坐骨是非常厚实、坚固的。

■ 髋骨外侧面

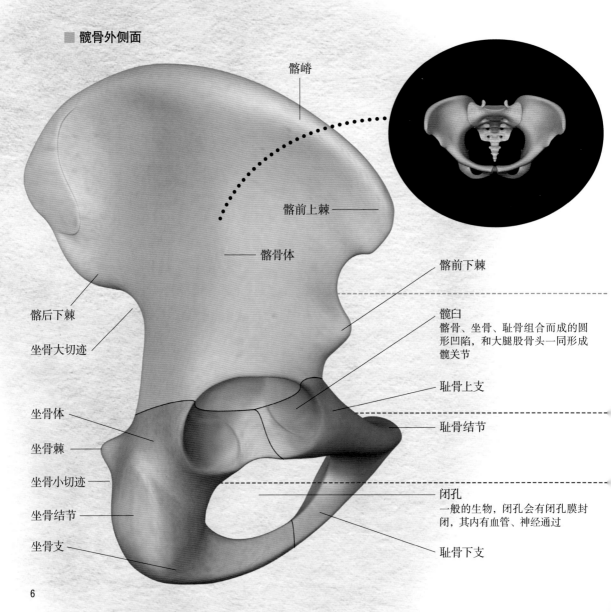

髂嵴

髂前上棘

髂骨体

髂后下棘

坐骨大切迹

坐骨体

坐骨棘

坐骨小切迹

坐骨结节

坐骨支

髂前下棘

髋臼
髂骨、坐骨、耻骨组合而成的圆形凹陷，和大腿股骨头一同形成髋关节

耻骨上支

耻骨结节

闭孔
一般的生物，闭孔会有闭孔膜封闭，其内有血管、神经通过

耻骨下支

6

■ 髋骨内侧面

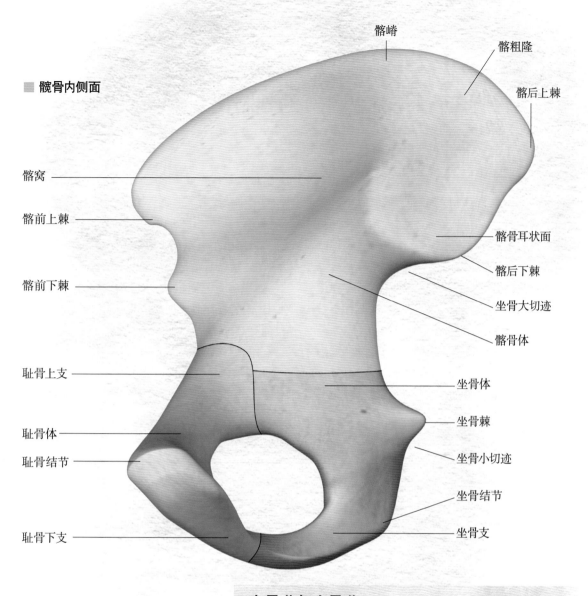

髂嵴

髂粗隆

髂后上棘

髂窝

髂前上棘

髂骨耳状面

髂后下棘

坐骨大切迹

髂前下棘

髂骨体

耻骨上支

坐骨体

坐骨棘

耻骨体

坐骨小切迹

耻骨结节

坐骨结节

耻骨下支

坐骨支

--- 髂骨
是构成髋骨的3块骨中最大的骨，位于髋骨的
上部。由于向前与肠相邻，因此又称为"肠骨"。
髂骨的上缘称为髂嵴，其前后两端均有凸出的
棘部，分别称为髂前上棘、髂前下棘、髂后上
棘和髂后下棘，棘上有大腿肌的肌腱和韧带附
着。髂骨上部扁阔，内侧面的凹陷部分称为髂
窝，是大骨盆的侧壁，有肌肉附着

--- 耻骨
耻骨意指"阴部的骨骼"，是构成髋骨前下
方的骨。耻骨联合将左右两侧的髋骨连结在
一起

--- 坐骨
构成髋骨下部，如同其名，采取坐姿时会接触
到椅子的地方。用手触摸会摸到凸起的部分，
就是坐骨结节。坐骨与髂骨连结的部分为坐骨
体，与耻骨结合的部分则为坐骨支

大骨盆与小骨盆

从骶骨的骶岬处开始，
经由髋骨的弓状线、耻骨
梳一直到耻骨结节的连线，
称为界线。这条分界线又
称为"髂骨耻骨线""髂耻
骨线"或是"骨盆缘"。

这条线将骨盆分成上、
下两部，上部称为"大骨
盆"，下部称为"小骨盆"。大骨
盆宽且浅，向前倾斜，内有
部分腹腔脏器；小骨盆呈
圆筒状，内有盆腔脏器。

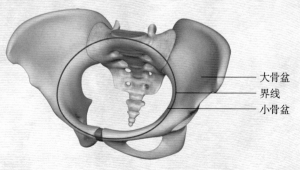

大骨盆

界线

小骨盆

第1章 骨盆的构造

第2章 骨盆周围的肌肉

第3章 骨盆的运动

第4章 关于骨盆常见的疑问与误解

第5章 利用骨盆调整运动改善骨盆舒张松弛

第6章 通过骨盆调整运动改善身体不适

骶骨、尾骨
人类以双脚步行后，这两部分的骨骼便开始产生变化

骶骨和尾骨是脊柱的一部分，从人类以双脚步行后便开始产生变化。
骶椎为了支撑体重逐渐密合成骶骨，而尾骨则渐渐退化。

骶骨是覆盖骨盆后方的三角形骨骼，由5个骶椎融合而成，椎孔相互连接形成骶管（属椎管的下端部分，内有神经）。骶骨经由耳状面与髋骨（髂骨耳状面）连结，骶骨底则通过椎间盘与第5腰椎连结。

5个骶椎在出生时呈现分离状态，直到成人后才会密合成一块骨头，以骶尾关节和尾骨相连。

一般认为，人类在进化过程中，尾巴逐渐退化，最后就成了残留的尾骨。尾骨是由3~6（一般为3~5）块椎骨密合而成。

仅有与骶椎相连的第1尾椎仍保有椎骨的形态。第1尾椎不可活动，第2、第3尾椎则稍微可以活动，这就是骨盆中活动性最大的地方。

如果尾骨是固定的，脊柱的动作也会受到限制。附着在尾骨上的肌肉有：尾骨肌、臀大肌、肛提肌、肛门外括约肌。

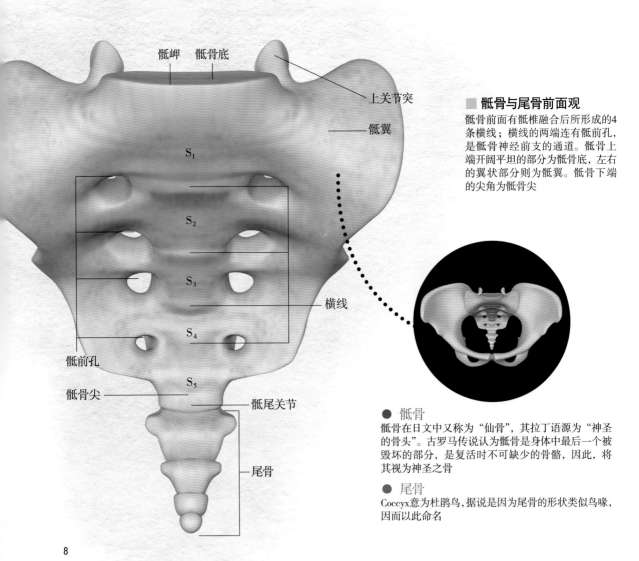

骶岬　骶骨底

上关节突

骶翼

S₁

S₂

S₃

横线

S₄

骶前孔

S₅

骶骨尖

骶尾关节

尾骨

■ 骶骨与尾骨前面观
骶骨前面有骶椎融合后所形成的4条横线；横线的两端连有骶前孔，是骶骨神经前支的通道。骶骨上端开阔平坦的部分为骶骨底，左右的翼状部分则为骶翼。骶骨下端的尖角为骶骨尖

● 骶骨
骶骨在日文中又称为"仙骨"，其拉丁语源为"神圣的骨头"。古罗马传说认为骶骨是身体中最后一个被毁坏的部分，是复活时不可缺少的骨骼，因此，将其视为神圣之骨

● 尾骨
Coccyx意为杜鹃鸟，据说是因为尾骨的形状类似鸟喙，因而以此命名

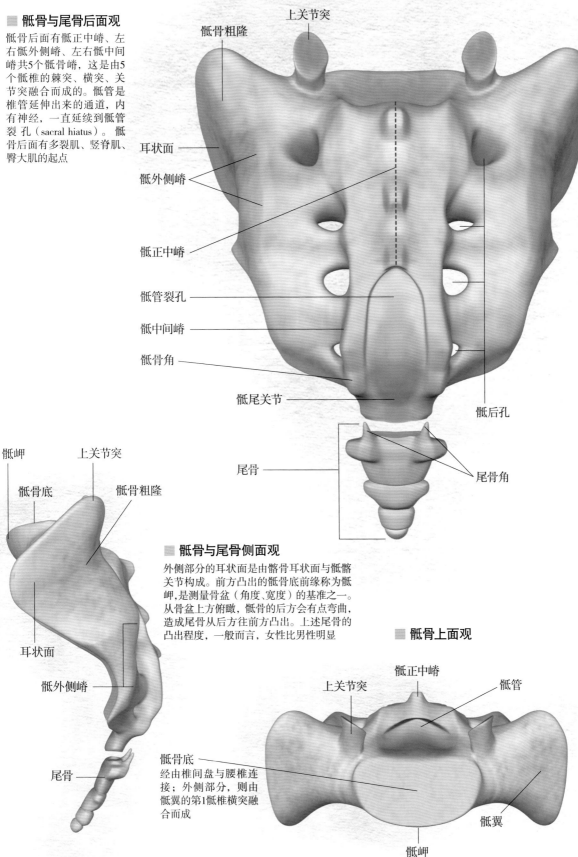

■ 骶骨与尾骨后面观

骶骨后面有骶正中嵴、左右骶外侧嵴、左右骶中间嵴共5个骶骨嵴，这是由5个骶椎的棘突、横突、关节突融合而成的。骶管是椎管延伸出来的通道，内有神经，一直延续到骶管裂孔（sacral hiatus）。骶骨后面有多裂肌、竖脊肌、臀大肌的起点

骶骨粗隆

上关节突

耳状面

骶外侧嵴

骶正中嵴

骶管裂孔

骶中间嵴

骶骨角

骶尾关节

骶后孔

尾骨

尾骨角

骶岬

上关节突

骶骨底

骶骨粗隆

耳状面

骶外侧嵴

尾骨

■ 骶骨与尾骨侧面观

外侧部分的耳状面是由髂骨耳状面与骶髂关节构成。前方凸出的骶骨底前缘称为骶岬，是测量骨盆（角度，宽度）的基准之一。从骨盆上方俯瞰，骶骨的后方会有点弯曲，造成尾骨从后方往前方凸出。上述尾骨的凸出程度，一般而言，女性比男性明显

■ 骶骨上面观

上关节突

骶正中嵴

骶管

骶骨底
经由椎间盘与腰椎连接；外侧部分，则由骶翼的第1骶椎横突融合而成

骶翼

骶岬

骨盆的连结

骨盆由4块骨头连结而成。
不同于身体的其他关节，骨盆关节几乎不可动。

骶髂关节

以凹凸面与韧带紧密结合

骶髂关节是髋骨（髂骨）与骶骨连结处所形成的关节。

关节面形如耳朵，因此称为耳状面。关节囊紧张，其外有非常坚韧的韧带加强。骶髂关节有相当大的稳固性，以适应支持体重的功能。

骶髂关节几乎不可能错位、歪斜，仅可以进行微小的旋转与横向运动。但是怀孕时所分泌的雌激素能够增加韧带的柔韧性，因此，一般认为此时骶髂关节的活动性可稍增大。

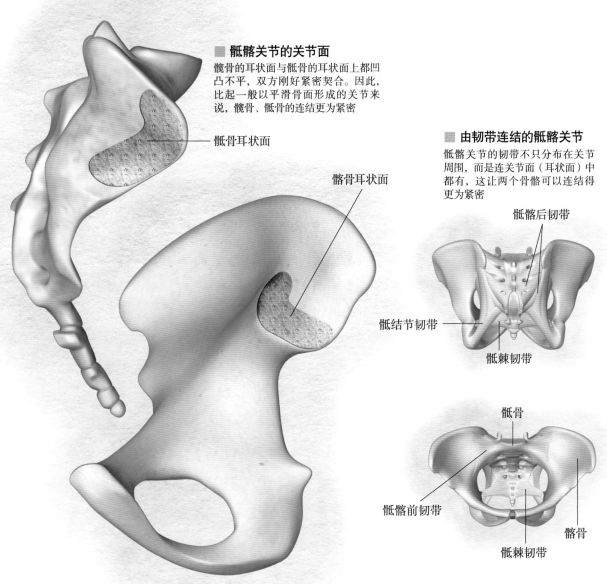

■ **骶髂关节的关节面**
髋骨的耳状面与骶骨的耳状面上都凹凸不平，双方刚好紧密契合。因此，比起一般以平滑骨面形成的关节来说，髋骨、骶骨的连结更为紧密

骶骨耳状面

髂骨耳状面

■ **由韧带连结的骶髂关节**
骶髂关节的韧带不只分布在关节周围，而是连关节面（耳状面）中都有，这让两个骨骼可以连结得更为紧密

骶髂后韧带

骶结节韧带

骶棘韧带

骶骨

骶髂前韧带

骶棘韧带

髂骨

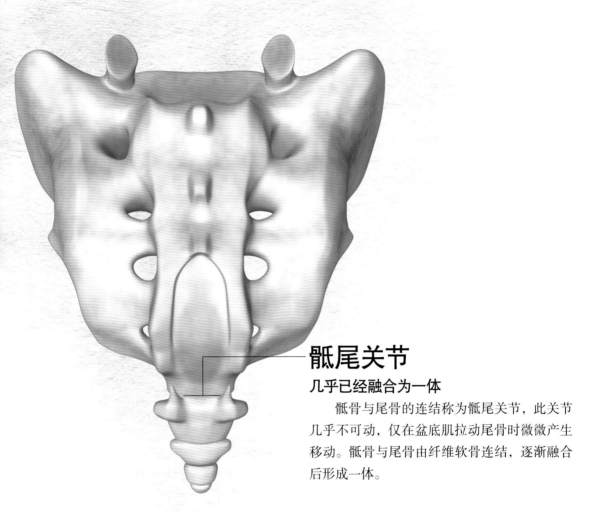

第1章 骨盆的构造

第2章 骨盆周围的肌肉

第3章 骨盆的运动

第4章 关于骨盆常见的疑问与误解

第5章 利用骨盆调整运动改善骨盆歪斜与松弛

第6章 通过骨盆调整运动改善身体不适

骶尾关节

几乎已经融合为一体

　　骶骨与尾骨的连结称为骶尾关节，此关节几乎不可动，仅在盆底肌拉动尾骨时微微产生移动。骶骨与尾骨由纤维软骨连结，逐渐融合后形成一体。

耻骨联合

分娩时活动性会增加

　　在骨盆前下方连结左右髋骨（耻骨）的结构，称为耻骨联合。

　　两侧耻骨联合面之间，有着如同弹力垫般的软骨（纤维软骨性耻骨间盘），能够吸收各种冲击骨盆的力量；而且还有韧带加强连结，因此，几乎不具活动性。

　　如同前面所提到的骶髂关节一样，分娩时雌激素会软化韧带，增加耻骨联合的活动性。骶髂关节和耻骨联合的活动性增加，骨盆口才能扩张，分娩也才顺利进行。

■ 耻骨联合的韧带

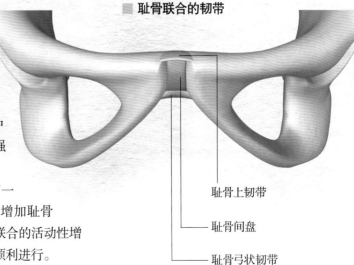

耻骨上韧带

耻骨间盘

耻骨弓状韧带

与脊柱的连结

通过腰骶关节，骨盆与脊柱连结。

腰骶关节

　　骨盆与脊柱是相连的。骶骨与尾骨本来是脊柱的一部分，但我们在此仍将骶骨和尾骨视为骨盆的一部分，并将腰椎与骶骨之间的腰骶关节看作是两个部位的连结。

　　腰骶关节是由椎间盘连结成的小关节，一般来说并不会产生太大的动作。腰骶关节是脊柱中受力最大的部位，也是身体中最容易发生关节问题的部位，甚至还为此而被戏称为"最弱的连结"。在腰骶关节处有多条肌肉、韧带交叉，以增加其强度。

■ 脊柱与骨盆

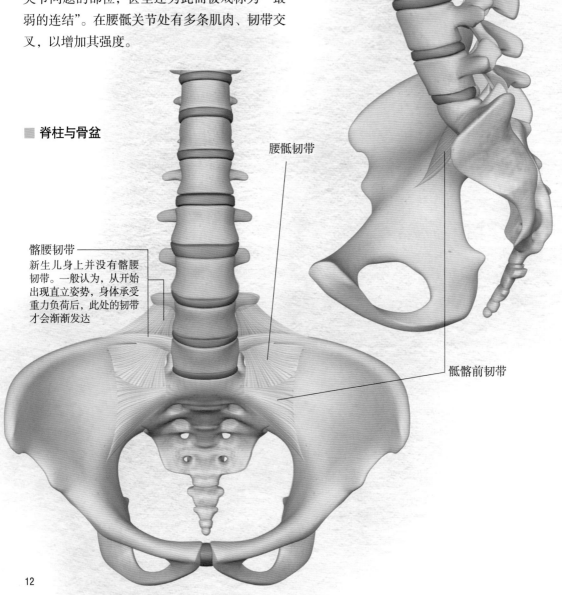

腰骶韧带

髂腰韧带
新生儿身上并没有髂腰韧带。一般认为，从开始出现直立姿势，身体承受重力负荷后，此处的韧带才会渐渐发达

骶髂前韧带

12

与腿部的连结

骨盆通过髋关节与大腿的股骨连结。

第1章 骨盆的构造

第2章 骨盆周围的肌肉

第3章 骨盆的运动

第4章 关于骨盆常见的疑问与误解

第5章 利用骨骼运动调整改善骨盆歪斜与松弛

第6章 通过骨盆调整运动改善身体不适

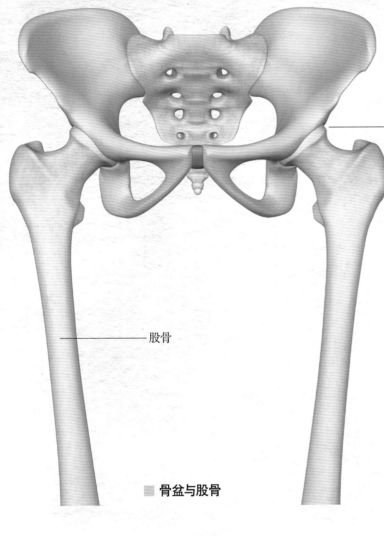

股骨

■ 骨盆与股骨

髋关节

　　骨盆与股骨经由髋关节连结在一起。髋关节是髋骨（髋臼）与股骨（股骨头）之间的关节，为球窝关节。

　　髋关节的关节窝特别深，包绕关节头大部分，因此，关节的活动范围受到限制。

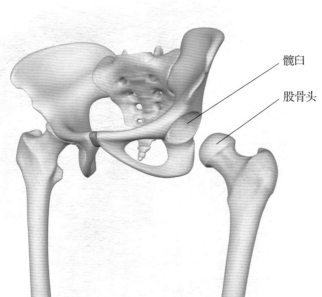

髋臼

股骨头

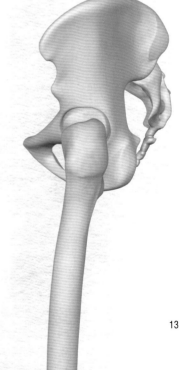

13

骨盆的性别差异
女性骨盆为横长形，男性骨盆为纵长形

骨盆的形状会因为性别而有明显的不同，
以适应男女身体构造和功能的不同。

男性与女性的骨盆存在相当大的差异。一般来说，男性的骨盆窄而深，女性的骨盆宽且浅。之所以会有这样的形状差别，是因为女性骨盆要适应怀孕和分娩。

女性的骨盆为了在分娩时让新生儿的头部通过，骨盆的上方、下方开口都较大；而不必分娩的男性，其骨盆则进化成适合活动的纵长形。

窄而深的骨盆较靠近身体的中心，使得重心变高，虽牺牲了稳定性，却提升了下肢的活动性。

■ **男、女骨盆的差异**

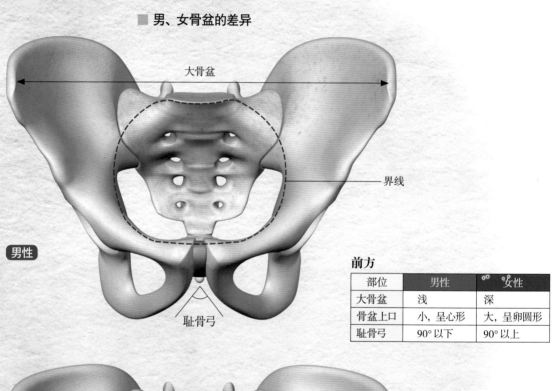

男性

界线

耻骨弓

前方

部位	男性	女性
大骨盆	浅	深
骨盆上口	小，呈心形	大，呈卵圆形
耻骨弓	90°以下	90°以上

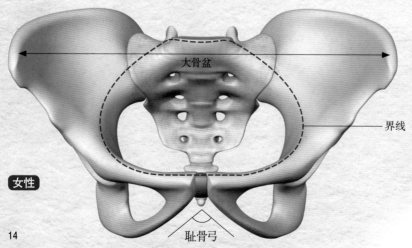

女性

大骨盆

界线

耻骨弓

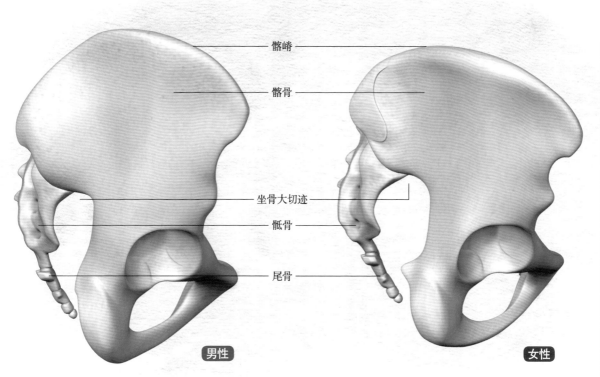

髂嵴

髂骨

坐骨大切迹

骶骨

尾骨

男性

女性

第1章 骨盆的构造

第2章 骨盆周围的肌肉

第3章 骨盆的运动

第4章 关于骨盆常见的疑问与误解

第5章 利用骨盆调整运动改善骨盆歪斜与松弛

第6章 通过骨盆调整运动改善身体不适

侧面

部位	男性	女性
髂嵴	弧度深	弧度浅
髂骨	接近垂直	不呈垂直状
坐骨大切迹	狭窄	宽广
骶骨	不可活动	可活动
尾骨	细长	宽而短

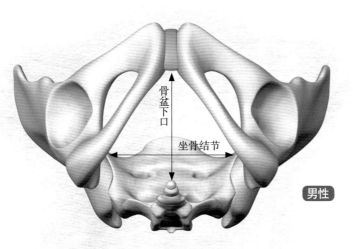

骨盆下口

坐骨结节

男性

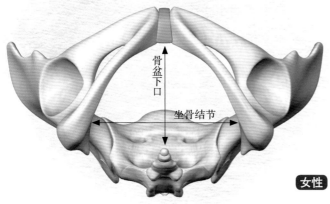

骨盆下口

坐骨结节

女性

下方

部位	男性	女性
骨盆下口	狭窄	宽广
坐骨结节	往内侧凸出，结节之间距离小	往外侧凸出，两侧结节之间距离大

骨盆的进化
人类的骨盆为了适应直立行走，进化成今日的模样

在进化的过程中，人类的骨盆逐渐适应直立行走。
下面就让我们来比较一下，看看四足行走的哺乳类与直立行走的人类，二者的骨盆有何不同。

人类从开始直立行走后，身体上的骨骼就产生了明显的变化，而骨盆更是发生了剧烈的改变。

四足行走的哺乳动物，骨盆为脊柱的延伸，呈现伸长状，担负着保护背部的角色；腿部与骨盆呈直角，就像是桌板与桌脚的关系。

而人类的骨盆因为不再需要担任保护背部的角色，因此，骨盆（髂骨）逐渐退化、变短。

一般认为，髂骨缩短能让直立时的动作更利落，所以，人体的骨骼系统才会朝这个方向演化。髂骨若呈长形，就不容易做出旋转动作，且上半身的活动也会受到相当大的限制。

而人类的骨盆除了缩短外，也逐渐演化成如同器皿般的立体形状，如此一来，采取直立姿势的人类才能利用骨盆来保护内脏。

此外，四肢站立时要靠头部、尾巴来维持平衡，而直立后多出了双手可用，所以维持平衡就逐渐变成头、手的工作。不再需要的尾部则逐渐退化，往前缩，最后演化成骨盆下方的尾骨。

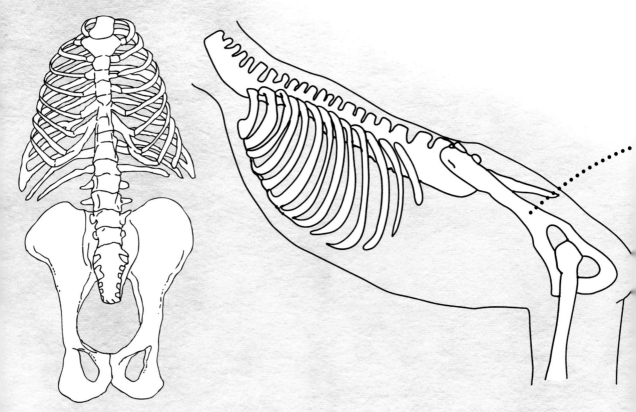

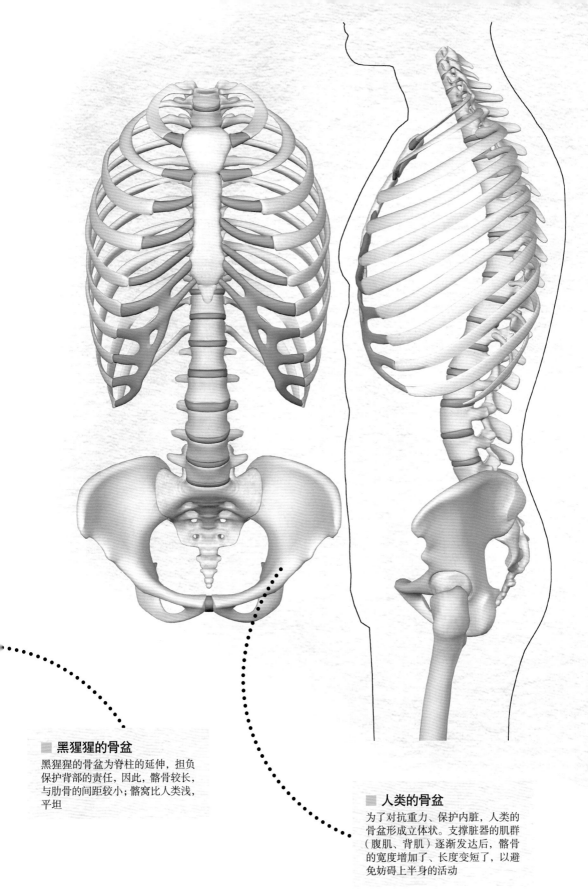

第2章 骨盆周围的肌肉

第3章 骨盆的运动

第4章 关于骨盆常见的疑问与误解

第5章 利用骨盆调整运动改善骨盆歪斜与松弛

第6章 通过骨盆调整运动改善身体不适

■ **黑猩猩的骨盆**
黑猩猩的骨盆为脊柱的延伸，担负保护背部的责任，因此，髂骨较长，与肋骨的间距较小；髂窝比人类浅，平坦

■ **人类的骨盆**
为了对抗重力、保护内脏，人类的骨盆形成立体状。支撑脏器的肌群（腹肌、背肌）逐渐发达后，髂骨的宽度增加了、长度变短了，以避免妨碍上半身的活动

17

骨盆与重力
为了直立行走，骨盆的稳定性变得极为重要

人类的骨盆之所以演化成现在的形状，有个极为重要的因素——重力。
接着，就让我们来看看骨盆的形状与重力的关系。

前面提过，自从人类开始直立后，骨盆也跟着产生了巨大的变化，而导致这些变化的重要原因就是重力。在四足行走时脊柱、四肢所承受的重力，到了直立时会变成"头部—脊柱—下肢"这样的传递顺序。

这让骨盆必须协同脊柱一起来分担脏器的重量，所以，骨盆演化出"将重量分散到其他部位"的结构。骨盆能够通过脊柱将上半身的重量，由骶骨分散至左右髋骨，再经过髋骨、髋关节把重量传递到下肢。

骨盆不仅能把上半身的重量传递到下半身，还能从腿部把能量以相反方向往上半身传导。为了完成传达上、下半身力量的"中继站"角色，骨盆的稳定性就变得尤为重要。也正因为如此，骨盆才会形成不可活动的结构特点。

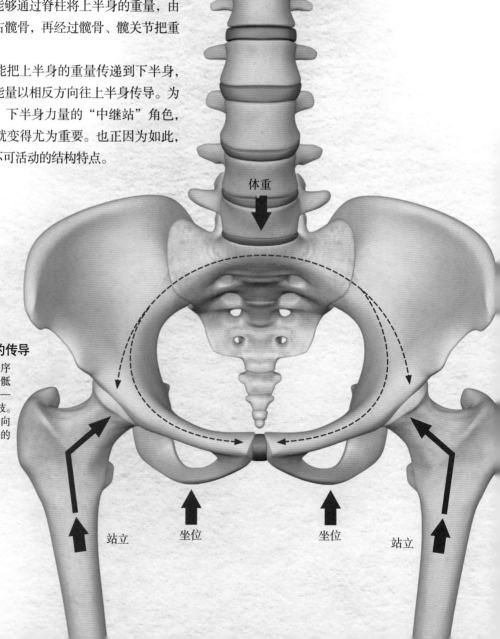

体重

■ 骨盆与力量的传导
站立时，体重会依序经过脊柱—骨盆环（骶骨—左、右髋骨）—髋关节，分散到下肢。坐位时，则由骶骨向坐骨来传递身体的重量

站立　　坐位　　坐位　　站立

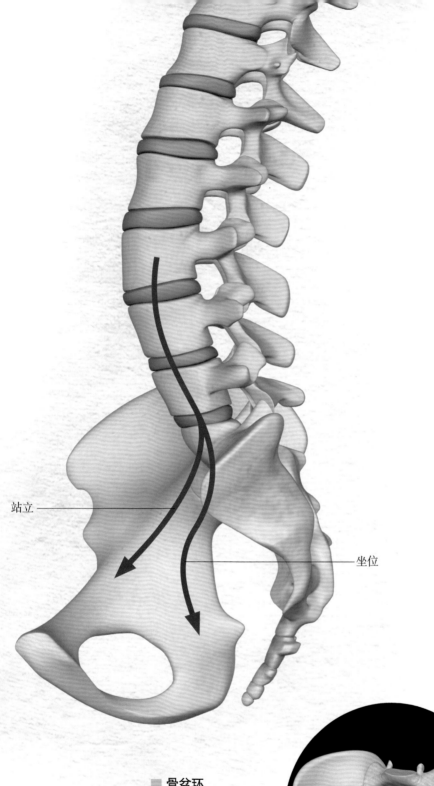

第1章 骨盆的构造

第2章 骨盆周围的肌肉

第3章 骨盆的运动

第4章 关于骨盆常见的疑问与误解

第5章 利用肾盆调整运动改善骨骼僵硬与松弛

第6章 通过骨盆调整运动改善身体不适

站立

坐位

■ 骨盆环
由左、右髋骨及骶骨借后方
强健的韧带和前方的纤维软
骨构成完整的环形结构，包
含骨盆界线在内，在外科、
康复理疗科称为骨盆环、骨
盆轮或骨盆圈

19

随着年龄增长，腿也会跟着变长？

说到连结骨盆与股骨的重要关节，自然就会想到髋关节。呈球状的股骨头刚好与髋臼凹面密合，而随着年龄的增长，髋关节也会渐渐改变角度，也就是说股骨干与股骨头之间的角度会因为持续受到重力的作用逐渐产生变化。

一般来说，幼儿时期股骨颈与股骨干的角度约135°，成年后大约会变成125°，这是因为成人受到的重力影响比幼儿来得大。逐渐迈入老年阶段后，角度会缩减至120°左右，股骨大转子会横行向外凸出，左、右股骨之间也会变得较宽。

股骨往外凸后，上身就会下降，让上半身看起来好像变短了。所以，随着年龄的增长，腿看起来似乎变长了，其实这是上身往下沉的缘故。

不过，这样的现象并不值得开心，因为股骨越往外凸，膝关节所承受的压力就越大。所以，越是年长的老年人，膝关节就越容易出问题。

（竹内京子）

股骨颈

■ 年龄导致股骨颈的角度变化

一直承受着重力的股骨颈会渐渐变成"<"形

年龄导致的角度变化	
幼儿	135°
成人	125°
老年人	120°

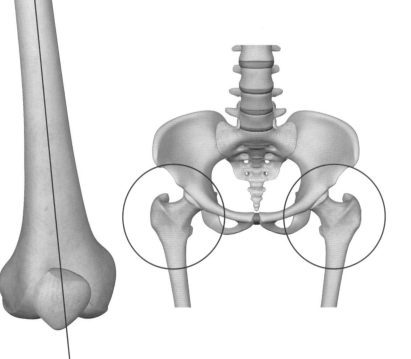

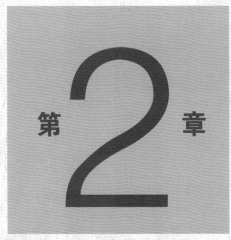

骨盆周围的肌肉

　　在这个章节中，我们将要介绍附着在骨盆上的肌群。骨盆周围有非常多的肌肉，这些肌肉与骨盆的运动有着紧密的关系。

※ 起止点：以解剖学的基本姿势为标准，接近身体中心的地方称为"起点"，远离身体中心的地方则称为"止点"。了解各个肌肉的起止点有助于进一步地理解骨骼和肌肉的活动。

※ 主要功能：仅标记髋关节、脊柱等与骨盆有关的动作。

※ 在书末的附录中除了标记起点、止点与主要功能外，还加上神经、血管等结构。

髂腰肌

这个肌群连接了脊柱与股骨，横跨骨盆内部

　　髂腰肌为通过骨盆内部的大肌群，可细分为髂肌、腰大肌以及腰小肌。此肌群位于深层，靠近骨骼、内脏；同时连接着脊柱与骨盆、骨盆与股骨，以稳定骨盆。

　　由于髂肌、腰大肌交会于腹股沟，所以，把这个肌群命名为"髂腰肌"。虽然上述两块肌肉有交会点，不过两者的起点不同（腰大肌起于腰椎，髂肌起于髂窝），功能上也有所差异。

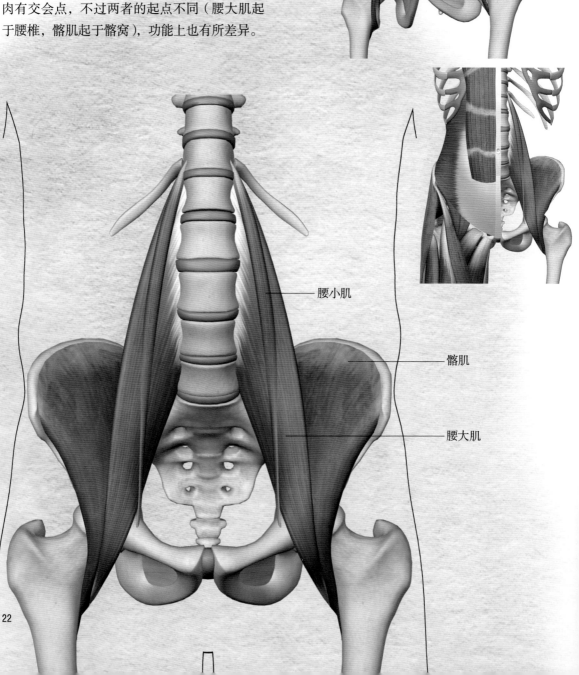

腰小肌

髂肌

腰大肌

髂肌

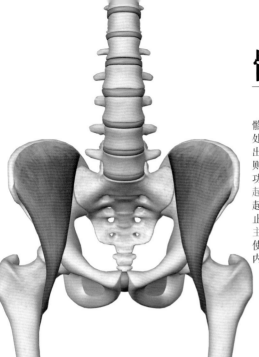

　　这块肌肉起于髂骨内侧的髂窝，止于股骨小转子。
　　部分髂肌会延伸到髂前下棘的髋关节处，再从骨骼凸起处继续往下生长，到达股骨小转子下方约2cm处。止于小转子的肌束与腰大肌会合，可使髋关节做出屈曲、向外旋的动作。到达小转子下方2cm处的肌束，则能让髋关节内旋。同一块肌肉同时具有彼此抗衡的功能，让骨盆保持稳定。

起止点
起点——髂窝、髂前下棘
止点——股骨小转子下方约2cm处
主要功能
使髋关节屈曲、外旋
内旋（起始于髂前下棘的肌束）

腰大肌

　　为长条状肌肉，起于腰椎处，通过骨盆到达股骨。虽然腰大肌并没有直接附着于骨盆，但和始于骨盆的髂肌交会，所以这块肌肉仍与骨盆的运动有关。腰大肌的主要功能在于能够屈髋关节，使腿做出抬高的动作。另外，由于腰大肌大部分都附着于脊柱上，所以，也具有稳定脊柱、保持姿势等重要功能。

起止点
起点——第12胸椎、第1~4腰椎椎体以及椎间盘（浅头）、第1~5腰椎横突（深头）
止点——股骨大转子
主要功能
使髋关节屈曲、股骨向前上方举起以及外旋

腰小肌

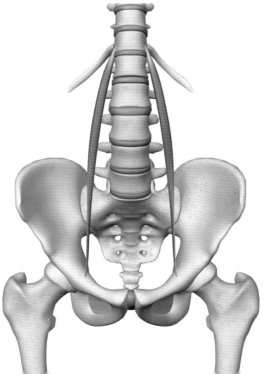

　　和腰大肌一样起于腰椎，止点则延伸至髂腰肌筋膜。腰小肌覆盖着髂腰肌筋膜，能辅助髂腰肌活动。
　　有许多人并没有腰小肌。缺乏腰小肌的人，髂腰肌筋膜的弹性较弱，比较容易出现腰痛的问题。

起止点
起点——第12胸椎与第1腰椎椎体
止点——同时分散到髂腰肌筋膜、髂耻隆突、髂耻弓
主要功能
辅助腰大肌与髂肌

第1章　骨盆的构造

第2章　骨盆周围的肌肉

第3章　骨盆的运动

第4章　关于骨盆常见的疑问与误解

第5章　利用骨盆调整运动改善骨盆倾斜与松弛

第6章　通过骨盆调整运动改善身体不适

臀肌

包覆骨盆后方的臀部肌群有3层

覆盖在骨盆外侧的肌肉主要都聚集在臀部。臀部的肌肉可分为3层，从表向里依次为臀大肌、臀中肌、臀小肌。

腿部后伸、外展等动作都与臀肌有关，同时，臀部也是髂腰肌的拮抗肌[※]。腿部固定时，臀肌会使骨盆后倾。此外，臀肌也能协助其他肌肉固定骨盆。

※拮抗肌是在进行动作时，与主要完成动作的肌群（作用肌）进行相反作用的肌群。例如：进行伸展时，伸展肌群的拮抗肌就会产生屈曲动作。

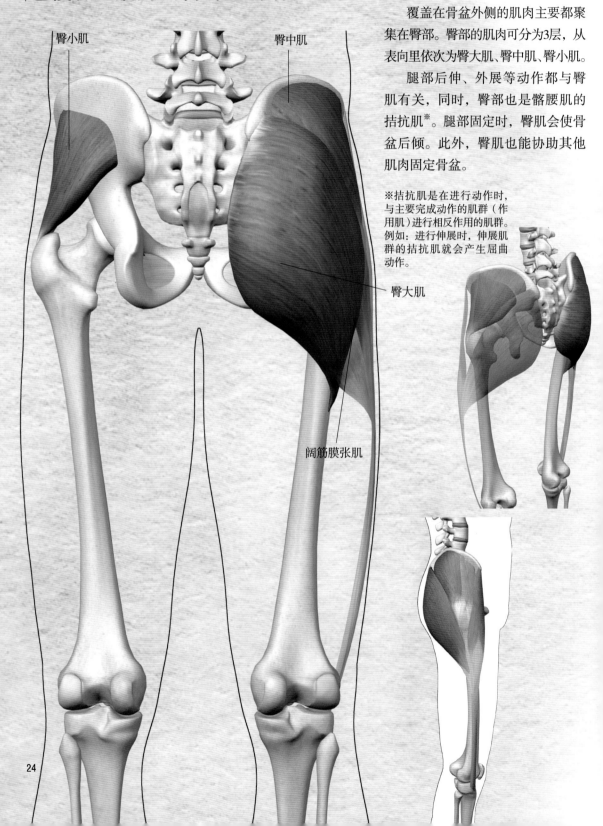

臀小肌

臀中肌

臀大肌

阔筋膜张肌

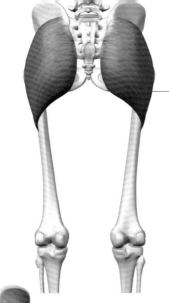

臀大肌

　　臀部肌群中最大、力量最强的肌肉。当髋关节以弯曲状态进行伸展时，会使用到臀大肌。
　　上部肌肉与下部肌肉的功能不同，上部能使髋关节向外展开（外展），下部则可以让髋关节往内侧闭合（内收）。整块肌肉一起动作时，上、下部的力量彼此消长，使髋关节能够笔直往后延伸。

起止点
起点——（浅层）髂嵴、髂后上棘、骶骨与尾骨后方外侧边缘、（深层）臀后肌线、后方髂翼、胸腰筋膜（臀中肌的筋膜）与骶结节韧带
止点——髂胫束（上部浅层）、臀肌粗隆（下部深层）

主要功能
臀大肌收缩时，使髋关节后伸和外旋；下肢固定时能伸直躯干，防止躯干前倾

臀中肌

　　呈扇形，肌束可分成前上部与后下部。前上部位于皮下，后下部位于臀大肌的深面。只有前上部肌束动作时，能使髋关节向内部旋转（内旋）；相反地，若仅有后下部肌束动作，则能让髋关节向外旋转（外旋）。整块肌肉一起动作时，则可以让腿往外张开（即髋关节外展）。
　　站立或步行时，臀中肌能支持骨盆、保持骨盆稳定。当跳跃后双脚着地时，臀中肌的功能就更显重要了，若是臀中肌肌力衰退，骨盆就无法维持稳定。单脚站立（另一侧骨盆往下倾斜）、摆动腰部行走等动作都会加速臀中肌肌力衰退。

起止点
起点——髂翼外侧面、髂嵴、臀肌筋膜
止点——股骨大转子尖端（外侧）

主要功能
髋关节外展（全部）、内旋（前上部）、外旋（后上部）

臀小肌

　　位于臀中肌深面。臀小肌的前方部分与臀中肌贴合在一起，因此，大多与臀中肌一起动作。虽然腿部往外打开（髋关节外展）时会用到臀小肌，不过臀小肌本身并不是作用肌※，而是负责协助臀中肌作用的协同肌*。
※作用肌是负责完成动作的肌肉，也称为主动肌、原动肌。
*协同肌是协助作用肌完成动作的肌肉。

起止点
起点——髂骨的臀面（臀中肌起点的深层）
止点——股骨大转子（外侧）

主要功能
与臀中肌相同，不过使髋关节外展的功能较弱

阔筋膜张肌

　　这块肌肉的外形平整且细长，并由阔筋膜包覆。
　　阔筋膜张肌起于骨盆髂前上棘，在阔筋膜两层之间向下移行至髂胫束。阔筋膜张肌无法主动完成动作，可使髋外展、内旋，可屈髋，并且具有紧张阔筋膜、稳定膝关节外侧的功能，从而维持身体平衡。

起止点
起点——髂前上棘
止点——胫骨外侧髁

主要功能
固定髋关节，髋关节屈曲、内旋或外展

第1章　骨盆的构造
第2章　骨盆周围的肌肉
第3章　骨盆的运动
第4章　关于骨盆常见的疑问与误解
第5章　利用臀部调整运动改善骨盆歪斜与松弛
第6章　通过骨盆调整运动改善身体不适

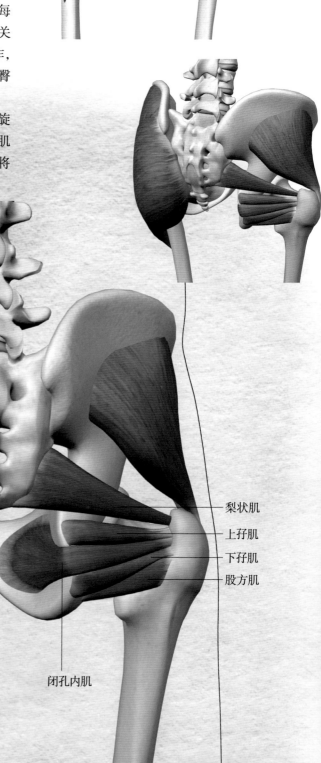

回旋肌群

位于深层，能使髋关节外旋

　　骨盆外的肌群之一，位于比臀肌更深层的位置，由连接骨盆及股骨的数块小肌肉组成（每块肌肉的附着处略有不同）。这些肌肉皆于髋关节外旋时发挥作用。回旋肌群各自执行工作，以控制下肢、骨盆，功能与"制造"动作的臀部肌群不同。

　　回旋肌群加上闭孔外肌有时被称为"外旋六肌"，不过本单元仅介绍位于腹肌肌群中的肌肉，所以，只列出5块肌肉，至于闭孔外肌，将于大腿肌肉中进行说明。

梨状肌

上孖肌

下孖肌

股方肌

闭孔内肌

梨状肌

　　髋关节外旋肌群中比较大的肌肉，因形状类似梨而得名。
　　从骶骨处与股骨连结，站立时能使髋关节外展，坐位时则能让髋关节外旋。此外，梨状肌也能与臀肌一起维持骨盆的稳定。
　　人体最大的神经——坐骨神经就是从梨状肌下缘穿过。
起止点
起点——骶骨前方
止点——大转子前端的内侧面
主要功能
站立时能使髋关节外旋或外展，让骨盆后倾

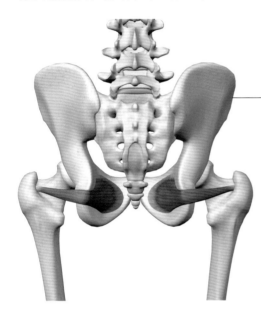

闭孔内肌

　　与臀大肌、股方肌同为髋关节的强大外旋肌。
　　这块肌肉起于髋骨闭孔周围及闭孔膜上，因而得到"闭孔肌"的称号。闭孔内肌连接髋骨、股骨，能协助其他髋关节外旋肌群在髋关节外旋时发挥作用。肛提肌（盆底肌）起于闭孔内肌的腱膜（也就是肛提肌腱弓）中间处。
起止点
起点——髋骨闭孔膜与其周围
止点——大转子（股骨转子窝）
主要功能
髋关节外旋

上孖肌、下孖肌

　　上孖肌、下孖肌都是较小的肌肉，分别从上下夹闭孔肌。
　　其主要功能是辅助闭孔内肌，若就附着部位与功能来看，也可以将它们视为闭孔内肌的一部分。有些人天生就缺乏两者的其中之一，甚至也有人这两块肌肉都没有。
起止点
起点——坐骨棘（上孖肌）、坐骨结节（下孖肌）
止点——闭孔内肌肌腱与股骨转子窝
主要功能
髋关节外旋

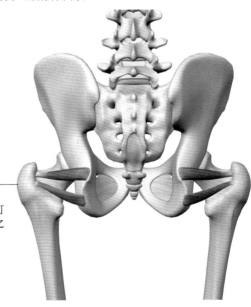

股方肌

　　连接髋骨的坐骨结节到股骨间的肌肉，由于其呈四角形，故称为股方肌。在髋关节外旋肌群中，股方肌属于较具厚度的肌肉，因此，力量也较强。
起止点
起点——坐骨结节
止点——大转子（转子间嵴）
主要功能
髋关节外旋，也可使髋关节内收

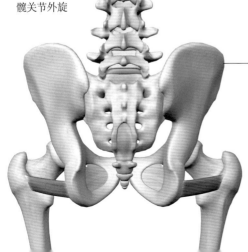

第1章　骨盆的构造
第2章　骨盆周围的肌肉
第3章　骨盆的运动
第4章　关于骨盆常见的疑问与误解
第5章　利用骨盆运动调整改善骨盆歪斜与松弛
第6章　通过骨盆调整运动改善身体不适

大腿肌
前群
屈膝关节时用到的肌群

　　大腿肌肉可分为前群、后群、内侧群3个部分。前群又可分成股四头肌和缝匠肌。

　　股四头肌是由4块肌肉组成，力量极大；4块肌肉中只有股直肌附着于骨盆。大腿前群肌肉能够与髂腰肌一起屈髋关节、抬起腿部，这些肌肉也有部分延伸至膝关节，同时具有伸膝关节的功能。

股直肌 ————

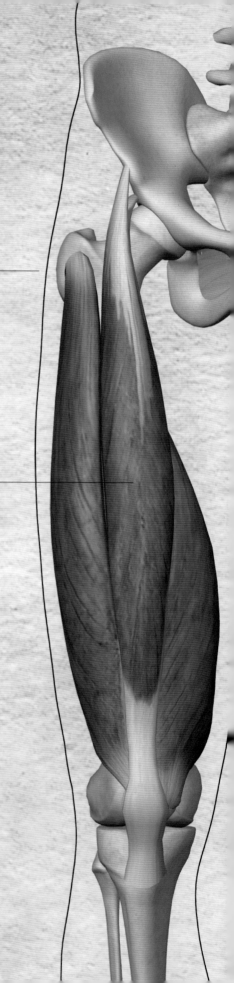

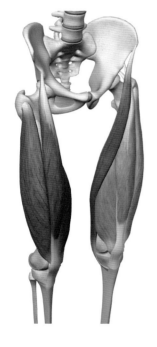

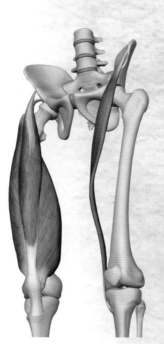

股直肌

　　股直肌与股外侧肌、股内侧肌、股中间肌一同组成股四头肌，其中只有股直肌起于骨盆。

　　横跨髋关节和膝关节的股直肌能与其他的股四头肌一起活动，让弯曲的膝关节伸直。

起止点

起点——髂前下棘（股直肌直头）以及髋臼上缘（股直肌反折头）

止点——股直肌为股四头肌共同肌腱，越过髌骨，形成膝关节的髌韧带，最后止于胫骨粗隆

主要功能

屈髋关节、伸膝关节

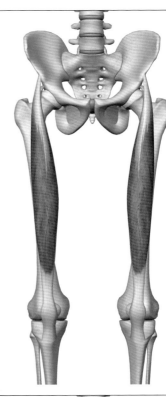

缝匠肌

缝匠肌

　　从骨盆向膝关节内侧延伸的长条形带状肌肉，斜过大腿，止点为鹅足腱※。

　　能使髋关节屈曲，同时也可以使髋关节向外展与回旋。缝匠肌是全身最长的肌肉。

起止点

起点——髂前上棘

止点——胫骨粗隆内侧（浅鹅足）、小腿筋膜

主要功能

髋关节屈曲（前倾）或外旋、屈膝关节、固定膝关节的位置

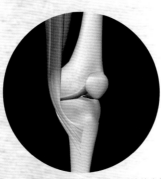

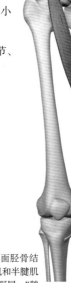

※鹅足腱为膝关节止于胫骨近端前内侧面胫骨结节内下处的 3 条肌肉，即缝匠肌、股薄肌和半腱肌的联合腱，膝内侧副韧带胫骨止点位于其深层。"鹅足"的名字来源于联合腱以三叉式止于胫骨，形似鹅足。浅鹅足是相对于深鹅足（半腱肌的止点肌腱）的称呼。

第1章 骨盆的构造

第2章 骨盆周围的肌肉

第3章 骨盆的运动

第4章 关于骨盆常见的疑问与误解

第5章 利用骨盆调整运动改善骨盆歪斜与松弛

第6章 通过骨盆调整运动改善身体不适

大腿肌
后群
主要功能为屈膝关节，也可以伸髋关节

在大腿后群肌肉中，股二头肌长头、半膜肌、半腱肌合称为"腘绳肌"，负责把腿部往后拉、屈膝关节等。

跑步、跳跃时也会用到大腿后群肌肉，剧烈的运动可能造成此处肌肉的损伤。

当膝关节固定时，大腿后群肌肉会产生力量让骨盆往后方倾斜。

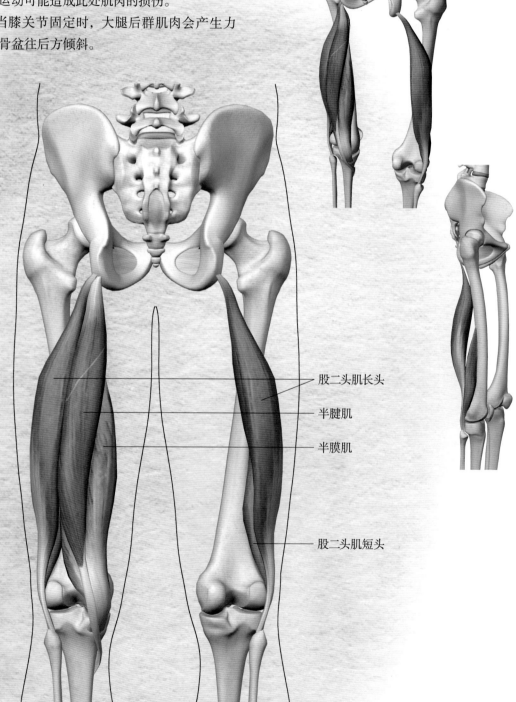

股二头肌长头

半腱肌

半膜肌

股二头肌短头

股二头肌长头

如同其名,股"二头"肌的起点可分为长头、短头,其中长头起于骨盆;长头、短头会合后形成一个长肌腱。股二头肌长头、短头会一起作用,是膝关节上唯一的外旋肌。

起止点
起点——坐骨结节(长头)
止点——腓骨头
主要功能
髋关节伸展(后伸)、膝关节屈曲或外旋

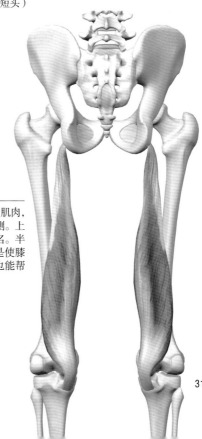

第1章 骨盆的构造

第2章 骨盆周围的肌肉

第3章 骨盆的运动

第4章 关于骨盆常见的疑问与误解

第5章 利用骨盆调整运动改善骨骼酸痛与松弛

第6章 通过骨盆调整运动改善身体不适

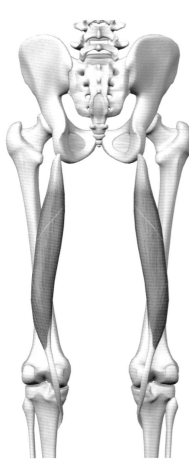

半腱肌

起于坐骨结节,一直延伸到膝关节内侧。
止点部分与缝匠肌、股薄肌一起构成"鹅足"。若遭受剧烈撞击,有可能导致肌肉断裂。
主要作用为髋关节伸展、膝关节屈曲或内旋;另外,在大腿固定时,半腱肌也能帮助骨盆保持直立。

起止点
起点——坐骨结节(股二头肌长头、短头)
止点——胫骨粗隆内侧(浅鹅足)
主要功能
髋关节伸展、膝关节屈曲或内旋

半膜肌

被半腱肌覆盖、呈现扁平状的肌肉,起于坐骨结节,延伸至膝关节内侧。上半部由扁阔的腱膜构成,因而得名。半膜肌的作用与半腱肌类似,主要是使膝关节弯曲。大腿固定时,半膜肌也能帮助骨盆保持直立。

起止点
起点——坐骨结节
止点——胫骨内侧(深鹅足)
主要功能
髋关节伸展、膝关节屈曲或内旋

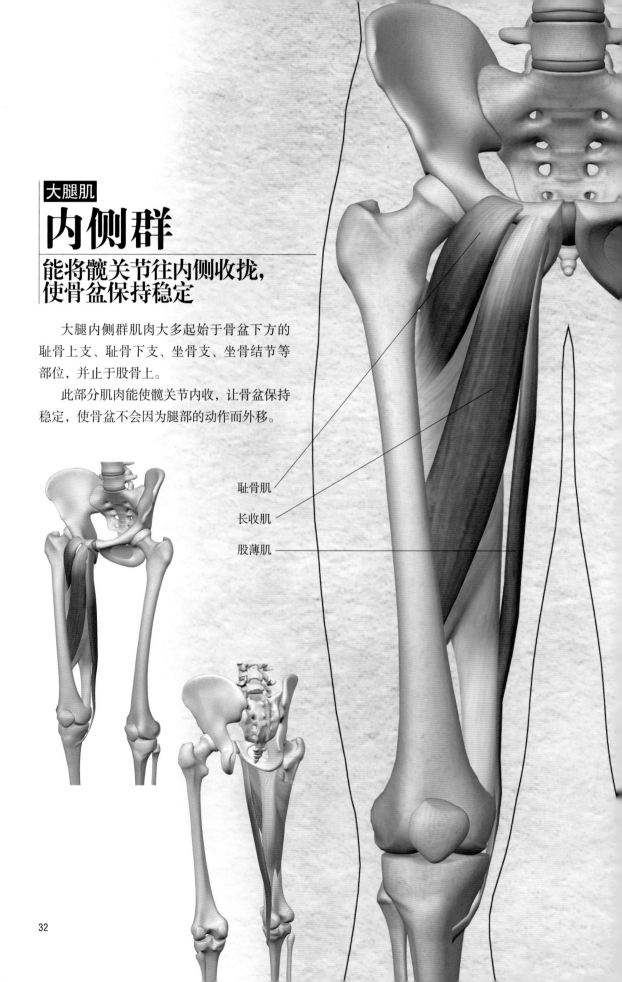

大腿肌
内侧群
能将髋关节往内侧收拢，使骨盆保持稳定

　　大腿内侧群肌肉大多起始于骨盆下方的耻骨上支、耻骨下支、坐骨支、坐骨结节等部位，并止于股骨上。

　　此部分肌肉能使髋关节内收，让骨盆保持稳定，使骨盆不会因为腿部的动作而外移。

耻骨肌

长收肌

股薄肌

耻骨肌

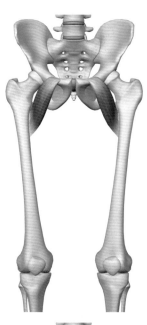

　　起自耻骨梳与耻骨筋膜，止于大腿上方的耻骨肌线（pectineal line），是外表呈扁平状的方形肌肉。

　　可使髋关节屈曲、内收，与髂腰肌一起构成股三角※的底部。

起止点
起点——耻骨梳
止点——股骨的耻骨肌线、股骨粗线的前段
主要功能
髋关节屈曲（前倾）、内收、轻微的外旋作用

※股三角——由长收肌、缝匠肌、腹股沟韧带构成，又称为史卡巴三角（Scarpa's triangle）。

长收肌

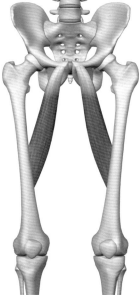

　　内侧群肌肉之一，能使髋关节内收。

　　此肌具有强大力量，始于耻骨结节下方，往外侧下方延伸，连接耻骨肌内侧。止于股骨粗线内唇的1/3处，是股三角的其中一边。

起止点
起点——耻骨上支、耻骨联合
止点——股骨粗线内侧唇中1/3处
主要功能
髋关节内收与外旋

股薄肌

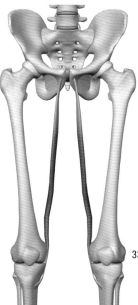

　　它位于大腿内侧最里面的肌肉，呈细长带状。

　　它是内侧群肌肉中唯一跨越2个关节的双关节肌，能使髋关节内收，同时也与膝关节的运动有关。伸展膝关节时，股薄肌会让髋关节弯曲，相反地，弯曲膝关节时则能使髋关节内旋。

　　股薄肌的止点肌腱与半腱肌、缝匠肌的止点肌腱一同构成鹅足腱。

起止点
起点——耻骨下支
止点——胫骨粗隆内侧（鹅足腱）
主要功能
髋关节内收、膝关节屈曲或内旋

第1章　骨盆的构造
第2章　骨盆周围的肌肉
第3章　骨盆的运动
第4章　关于骨盆常见的疑问与误解
第5章　利用骨盆调整运动改善骨盆歪斜与松弛
第6章　通过骨盆调整运动改善身体不适

内侧群

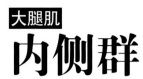

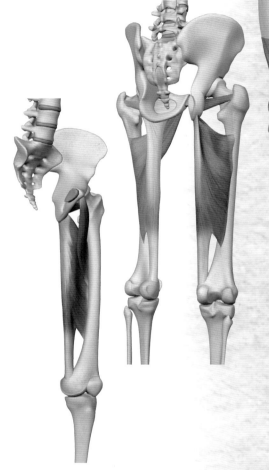

闭孔外肌

短收肌

大收肌

短收肌

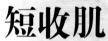

　　短收肌全部被耻骨肌、长收肌所覆盖，且与长收肌的关系非常密切。

　　起点是耻骨下支下方的短肌腱，往外侧下方延伸；止点为耻骨肌线下半与股骨粗线内侧唇处。短收肌在髋关节内收时发挥作用。

起止点
起点——耻骨下支
止点——股骨粗线内侧唇上1/3处
主要功能
髋关节内收或外旋、轻微的屈曲作用

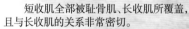

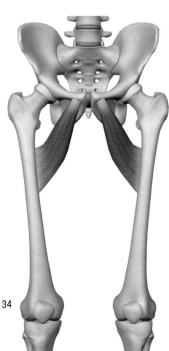

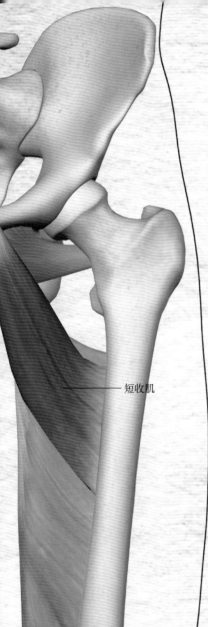

短收肌

第1章 骨盆的构造

第2章 骨盆周围的肌肉

第3章 骨盆的运动

第4章 关于骨盆常见的疑问与误解

第5章 利用骨盆调整运动改善骨盆歪斜与松弛

第6章 通过骨盆调整运动改善身体不适

大收肌

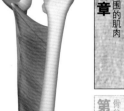

可使髋关节内收，为内侧肌群中最大、力量最强的肌肉。

起点位于骨盆（包括耻骨下支、坐骨支、坐骨结节），可分为前、后2层，整体往股骨的方向延伸成扇形。

平常随时都在进行让股骨内收的工作，当髋关节屈曲时，由前面的肌束使髋关节内收；当髋关节伸展时，则由后面的肌束进行内收。

起止点

起点——耻骨下支、坐骨支前方、坐骨结节

止点——扇状肌束大部分终止于股骨粗线内侧。其他部分则构成肌腱，止于股骨内上髁

主要功能

髋关节内收，股骨粗线附着部分髋关节外旋，内收肌结节附着部分下肢外旋，弯曲时则使下肢内旋

小收肌

小收肌为大收肌上方独立出来的肌束，有时候不会特别将它细分出来讨论。小收肌的工作就是帮助大收肌进行髋关节内收。

起止点

起点——耻骨下支、起于大收肌最前方（最上方）

止点——股骨粗线内侧唇上

主要功能

髋关节内收

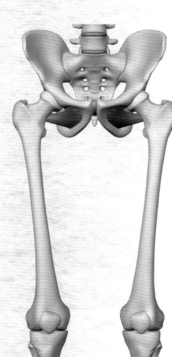

闭孔外肌

大腿内侧肌群大部分都是内收肌群，不过闭孔外肌却是属于"外旋六肌"之一，能使髋关节外旋。

闭孔外肌位于比耻骨肌更深层的位置，覆盖着闭孔（闭孔因闭孔膜的作用呈现封闭状态）的外侧；覆盖闭孔内侧的则为闭孔内肌。

起止点

起点——闭孔膜外面与其周围

止点——转子窝、髋关节囊

主要功能

髋关节外旋、轻微的内收作用

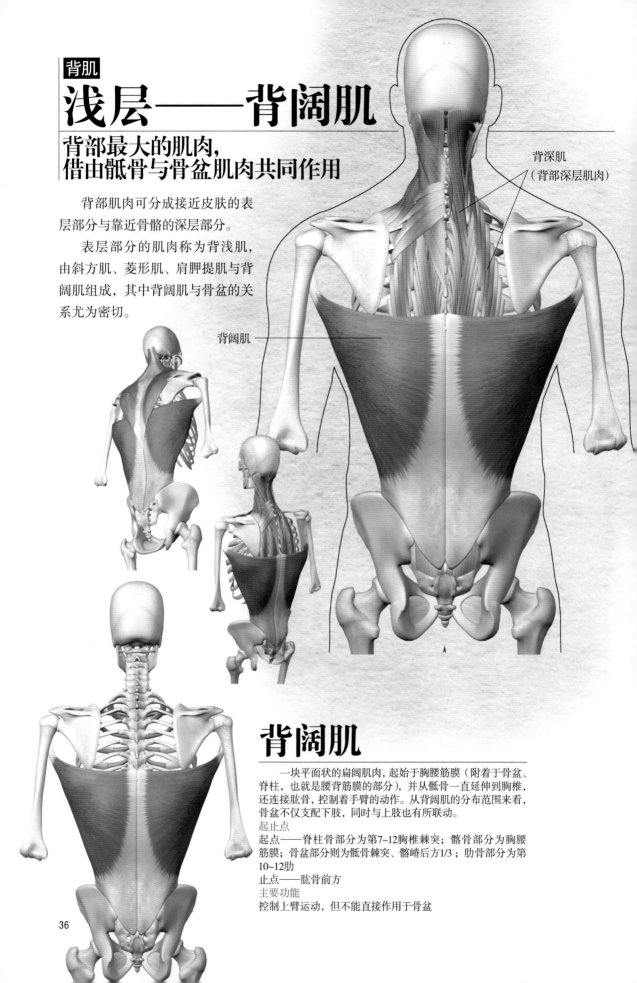

浅层——背阔肌

背部最大的肌肉，
借由骶骨与骨盆肌肉共同作用

背部肌肉可分成接近皮肤的表层部分与靠近骨骼的深层部分。

表层部分的肌肉称为背浅肌，由斜方肌、菱形肌、肩胛提肌与背阔肌组成，其中背阔肌与骨盆的关系尤为密切。

背深肌
（背部深层肌肉）

背阔肌

背阔肌

　　一块平面状的扁阔肌肉，起始于胸腰筋膜（附着于骨盆、脊柱，也就是腰背筋膜的部分），并从骶骨一直延伸到胸椎，还连接肱骨，控制着手臂的动作。从背阔肌的分布范围来看，骨盆不仅支配下肢，同时与上肢也有所联动。

起止点

起点——脊柱骨部分为第7~12胸椎棘突；髂骨部分为胸腰筋膜；骨盆部分则为骶骨棘突、髂嵴后方1/3；肋骨部分为第10~12肋

止点——肱骨前方

主要功能

控制上臂运动，但不能直接作用于骨盆

深层——竖脊肌

背深肌位于脊椎两侧，是保持姿势的重要功臣

　　背深肌因位于背部深层，故又称为背肌的"固有层"。

　　固有层的肌肉以椎骨的横突为分界，分为外、内2个部分。通过椎骨横突外侧、又长又大的肌群为竖脊肌，沿着内侧生长的短小肌群则为横突棘肌群。

　　如同其名，竖脊肌能使脊柱保持直立状态，又可以进一步细分为髂肋肌、最长肌以及棘肌。以下就详细介绍附着于骨盆的竖脊肌。

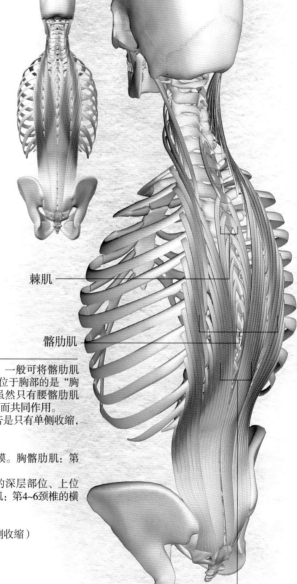

棘肌

髂肋肌

最长肌

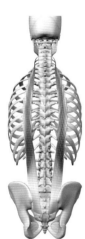

髂肋肌

　　顾名思义，这块肌肉连接髂骨、肋骨。一般可将髂肋肌分成3个部分，位于腰部就称为"腰髂肋肌"，位于胸部的是"胸髂肋肌"，位于颈部的则为"颈髂肋肌"。虽然只有腰髂肋肌附着于骨盆上，不过各部分能通过肌腱连接而共同作用。

　　左右的肌肉同时收缩，脊柱就会后伸；若是只有单侧收缩，脊柱就会往收缩的那一侧弯曲。

起止点

起点——腰髂肋肌：骶骨、髂嵴、胸腰筋膜。胸髂肋肌：第7~12肋。颈髂肋肌：第3~6肋

止点——腰髂肋肌：第6~12肋、胸腰筋膜的深层部位、上位腰椎的横突。胸髂肋肌：第1~6肋。颈髂肋肌：第4~6颈椎的横突处

主要功能

脊柱伸展（两侧收缩）、脊柱单侧屈曲（单侧收缩）

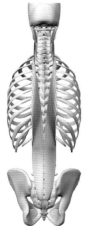

最长肌

　　就像它的名称一样，最长肌是一条很长的肌肉，它通过髂肋肌内侧，可分为3个部分：胸部为"胸最长肌"，颈部是"颈最长肌"，头部则为"头最长肌"。虽然只有胸最长肌附着于骨盆，不过各部分能通过肌腱连接而共同作用。最长肌左右同时收缩，脊柱就会后伸；单侧收缩，脊柱就会向同侧屈曲。另外，头最长肌也具有使骨骼回旋的功能。

起止点

起点——胸最长肌：骶骨、髂嵴、腰椎的棘突，下位胸椎的横突。颈最长肌：第1~6胸椎横突。头最长肌：第4~7颈椎的横突与关节突

止点——胸最长肌：第2~12肋、腰椎的肋骨突、胸椎的横突。颈最长肌：第2~5颈椎横突。头最长肌：颞骨乳突部

主要功能

脊柱伸展（两侧收缩）、脊柱单侧屈曲（单侧收缩）

第1章 骨盆的构造

第2章 骨盆周围的肌肉

第3章 骨盆的运动

第4章 关于骨盆带常见的疑问与误解

第5章 利用骨骼调整运动改善体态资料与松弛

第6章 通过骨骼调整运动改善身体不适

深层——横突棘肌

位于竖脊肌内侧深层的肌肉

位于背部深处的横突棘肌，可细分为半棘肌、回旋肌、多裂肌，其中只有多裂肌附着在骨盆上。

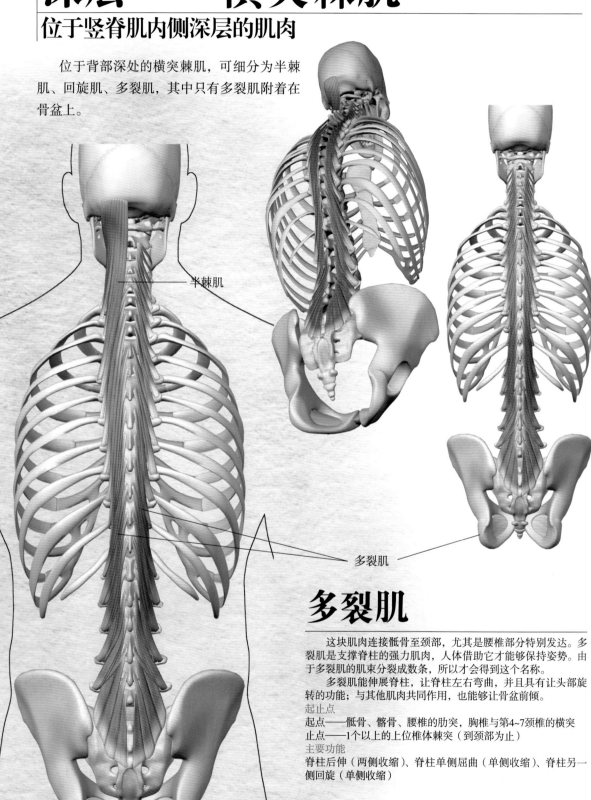

半棘肌

多裂肌

多裂肌

这块肌肉连接骶骨至颈部，尤其是腰椎部分特别发达。多裂肌是支撑脊柱的强力肌肉，人体借助它才能够保持姿势。由于多裂肌的肌束分裂成数条，所以才会得到这个名称。

多裂肌能伸展脊柱，让脊柱左右弯曲，并且具有让头部旋转的功能；与其他肌肉共同作用，也能够让骨盆前倾。

起止点

起点——骶骨、髂骨、腰椎的肋突，胸椎与第4~7颈椎的横突
止点——1个以上的上位椎体棘突（到颈部为止）

主要功能

脊柱后伸（两侧收缩）、脊柱单侧屈曲（单侧收缩）、脊柱另一侧回旋（单侧收缩）

第1章 骨盆的构造
第2章 骨盆周围的肌肉
第3章 骨盆的运动
第4章 关于骨盆常见的疑问与误解
第5章 利用骨盆调整运动改善腰酸背痛与松弛
第6章 通过骨盆调整运动改善身体不适

腹肌
前群和后群

腹肌能让躯干运动，还能固定骨盆

　　腹肌连接肋骨与骨盆，与背部的固有层肌肉共同作用能使躯干运动。此外，当上半身固定不动时，腹肌也能让骨盆运动。

　　大部分腹肌起点在骨盆，腹直肌、腹外斜肌则是止点在骨盆。

　　除了下面所介绍的腹肌外，还有一块名为"锥状肌"的肌肉，能够辅助腹直肌的动作。

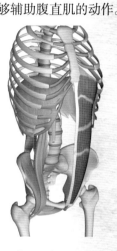

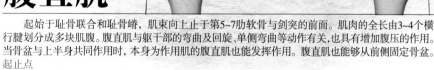

腰方肌 ——　　　　　　　　—— 腹直肌

腹直肌

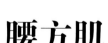

　　起始于耻骨联合和耻骨嵴，肌束向上止于第5~7肋软骨与剑突的前面。肌肉的全长由3~4个横行腱划分成多块肌腹。腹直肌与躯干部的弯曲及回旋、单侧弯曲等动作有关，也具有增加腹压的作用。当骨盆与上半身共同作用时，本身为作用肌的腹直肌也能发挥作用。腹直肌也能够从前侧固定骨盆。

起止点
起点——耻骨联合和耻骨嵴
止点——胸骨剑突和第5~7肋软骨前面
※关于腹直肌的起止点，各家说法不一，英美体系与德国体系对于起止点的看法完全相反。在日本，两种说法都有人采纳，而中国一般采取"起点为耻骨联合和耻骨嵴，止点为肋软骨和剑突"的说法。
主要功能
前屈脊柱、增加腹压

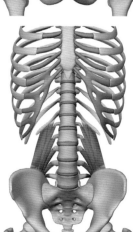

腰方肌

　　腰方肌贴在骨盆、肋骨之间，是一块构成腹腔后壁的长方形肌肉。腰方肌通过腰椎的两外侧，单侧作用时腰椎就会向该侧弯曲，两侧一同作用时则能让身体向后倾倒。担任协同肌角色时，腰方肌能够使骨盆向前倾斜。

起止点
起点——髂嵴
止点——第12肋、腰椎的肋突
主要功能
单侧作用能使躯干向该侧弯曲，两侧一同作用时能增加腹压

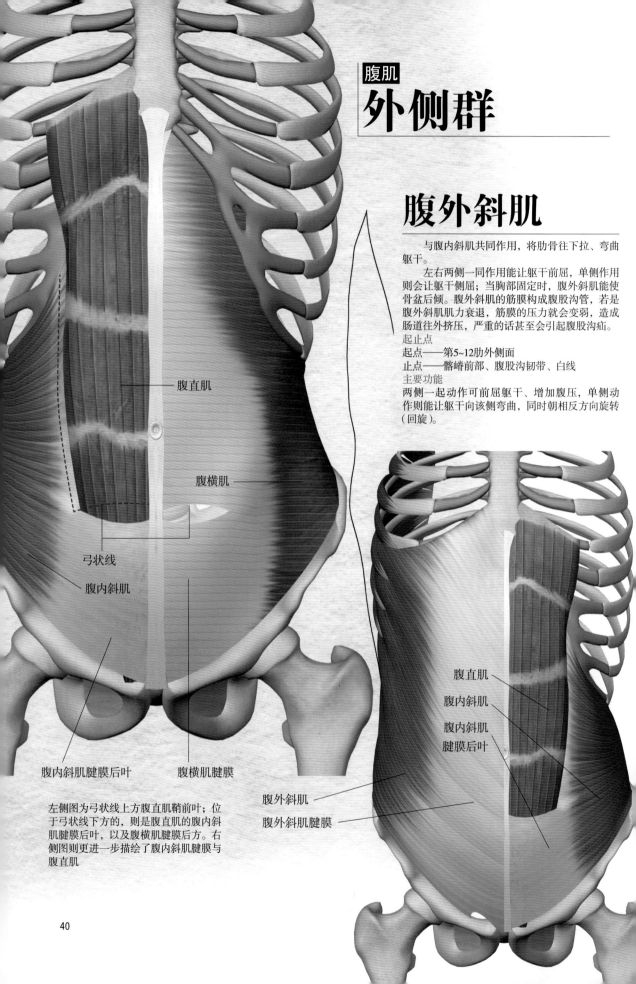

外侧群

腹外斜肌

与腹内斜肌共同作用，将肋骨往下拉、弯曲躯干。

左右两侧一同作用能让躯干前屈，单侧作用则会让躯干侧屈；当胸部固定时，腹外斜肌能使骨盆后倾。腹外斜肌的筋膜构成腹股沟管，若是腹外斜肌肌力衰退，筋膜的压力就会变弱，造成肠道往外挤压，严重的话甚至会引起腹股沟疝。

起止点
起点——第5~12肋外侧面
止点——髂嵴前部、腹股沟韧带、白线
主要功能
两侧一起动作可前屈躯干、增加腹压，单侧动作则能让躯干向该侧弯曲，同时朝相反方向旋转（回旋）。

腹直肌

腹横肌

弓状线

腹内斜肌

腹内斜肌腱膜后叶

腹横肌腱膜

腹直肌

腹内斜肌

腹内斜肌腱膜后叶

腹外斜肌

腹外斜肌腱膜

左侧图为弓状线上方腹直肌鞘前叶；位于弓状线下方的，则是腹直肌的腹内斜肌腱膜后叶，以及腹横肌腱膜后方。右侧图则更进一步描绘了腹内斜肌腱膜与腹直肌

腹内斜肌

与腹外斜肌协同作用，把肋骨往下拉，也能弯曲躯干；回旋胸部时，腹内斜肌亦能发挥拉抬骨盆的作用。

起止点

起点——胸腰筋膜、髂嵴和腹股沟韧带外侧1/2处
止点——白线
最下方的肌束参与构成提睾肌

主要功能

两侧皆作用时，能够让躯干前屈、增加腹压。单侧作用则能使躯干向该侧弯曲，并向该侧旋转

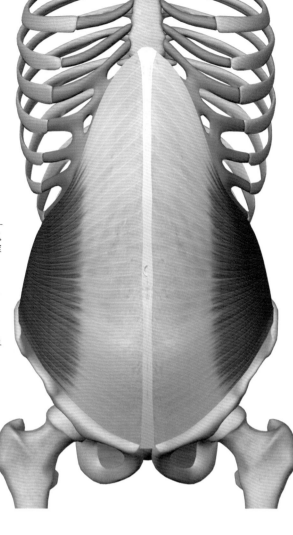

腹横肌

这块肌肉的位置比腹内斜肌更深，是腹壁的最内层。由于这块肌肉的走向为横向，不仅能在躯干动作上发生作用，也能增加腹压。腹横肌与腹内斜肌、腹外斜肌都是打造腰部曲线的肌肉。

起止点

起点——第7~12肋软骨内面、胸腰筋膜、腹股沟韧带外侧1/3、髂嵴
止点——腹直肌鞘的后层、白线

主要功能

两侧共同作用能增加腹压。单侧作用时，能使躯干向同侧旋转

第1章 骨盆的构造

第2章 骨盆周围的肌肉

第3章 骨盆的运动

第4章 关于骨盆常见的疑问与误解

第5章 利用骨盆调整运动改善骨盆倾斜与松弛

第6章 通过骨盆调整运动改善身体不适

盆底肌

覆盖盆底的两层肌肉

此处的肌肉一般称为盆底肌，是从英文"pelvic floor muscles"直译而来，解剖学术语称这个部分为"会阴"。

连接左右两侧坐骨结节的直线，将盆底分为前、后两个三角形区块，有泌尿生殖器的前半部称为"尿生殖区"；而肛门所在的后半部则称为"肛门区"。

"尿生殖膈"与"盆膈"让尿生殖区形成封闭状；肛门区也因为盆膈而封闭。另外，骨盆内的肌肉也分为好几层：其中最深处的代表肌肉为肛提肌里的悬吊状肌肉；最外层则有8字状的括约肌，控制尿道、阴道、肛门等出口的开闭。

由于男性、女性的生殖器形状不同，所以盆底肌也有所差异。

男性在收缩肛门时，括约肌也会共同作用，使尿道收紧；女性因为有阴道，所以即使收缩肛门，尿道也不会跟着缩小。一般认为，因为上述构造上的差别，使得女性较容易产生尿失禁。

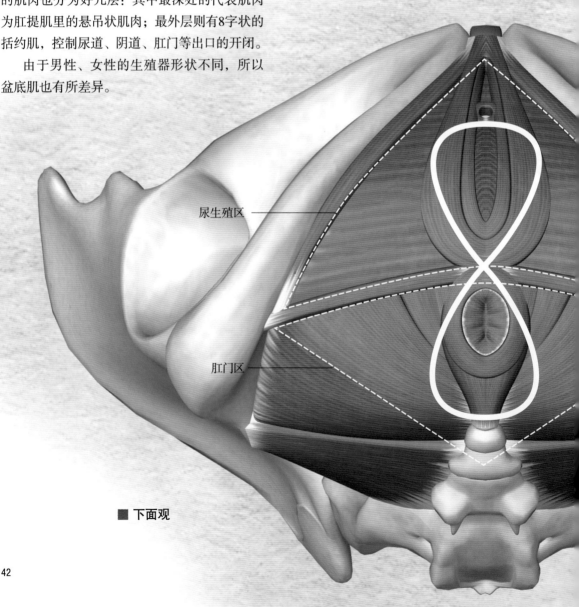

尿生殖区

肛门区

■ 下面观

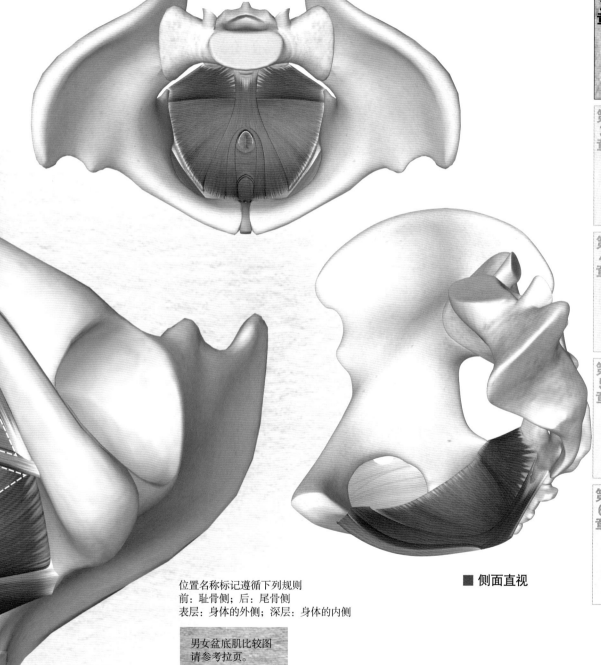

■上面观

■侧面直视

位置名称标记遵循下列规则
前：耻骨侧；后：尾骨侧
表层：身体的外侧；深层：身体的内侧

男女盆底肌比较图
请参考拉页。

第1章 骨盆的构造
第2章 骨盆周围的肌肉
第3章 骨盆的运动
第4章 关于骨盆常见的疑问与误解
第5章 利用骨盆调整运动改善骨盆歪斜与松弛
第6章 通过骨盆调整运动改善身体不适

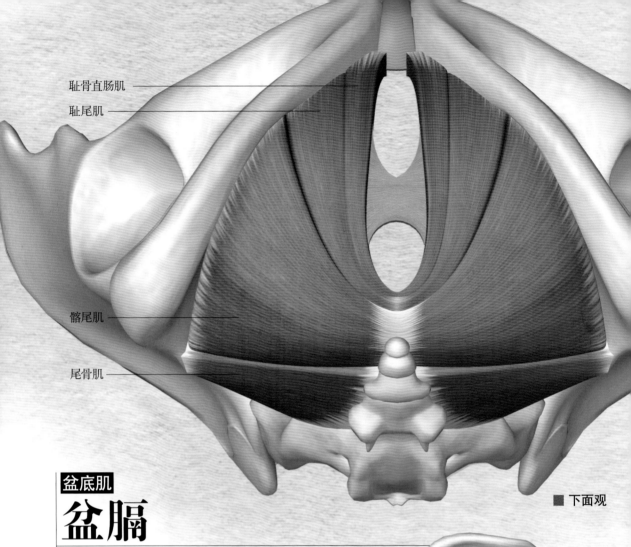

耻骨直肠肌

耻尾肌

髂尾肌

尾骨肌

■ 下面观

盆底肌
盆膈
拉抬盆底部的强韧组织

　　盆底肌位于称作"盆膈"的软组织中；盆膈、括约肌等肌肉让盆底的下方开口呈现闭锁状态。

　　盆膈位于盆底，由肛提肌、尾骨肌组成，以漏斗状的方式包覆骨盆底（前方包覆至耻骨，后方到达尾骨，左右延伸至骨盆壁）；在肛管、尿道两处有开口；女性还会多一个阴道开口。

　　上述肌肉各自发挥作用，使得盆膈具有将盆底部往上（身体内侧）拉抬的功能。

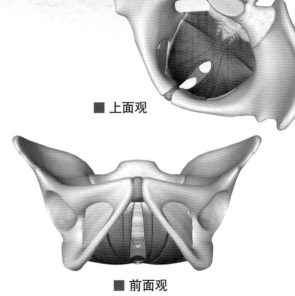

■ 上面观

■ 前面观

第1章 骨盆的构造

第2章 骨盆周围的肌肉

第3章 骨盆的运动

第4章 关于骨盆常见的疑问与误解

第5章 利用骨骼调整运动改善骨架倾斜与松弛

第6章 通过骨盆调整运动改善身体不适

肛提肌

肛提肌是一块较大的肌肉，由耻骨直肠肌、耻尾肌、髂尾肌组成。其形状就像吊床一样，包覆着盆底。肛提肌除了能够支撑内脏外，在排便时也能够将肛门往上提。

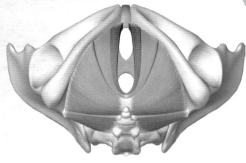

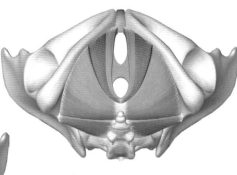

耻尾肌

起于耻骨，止点则落在尾骨、尿道、直肠、会阴中心腱、肛尾韧带（从肛门到达尾骨的细纤维束）。

耻尾肌能够支撑内脏，让它们维持在固定位置。过度换气、咳嗽、呕吐、排尿、排便，会使耻尾肌松弛，抑制腹腔内压力上升。如果情绪紧张，耻尾肌则会紧密地贴合到尾骨、耻骨之间。

起止点
起点——耻骨（耻骨直肠肌起点的外侧）
止点——肛尾韧带、尾骨
主要功能
支撑盆腔内脏，拉抬盆底部

耻骨直肠肌

起于耻骨结节两侧的耻骨上支，止于肛门外括约肌。耻骨直肠肌具有抑制排便的作用，能帮助肛门外括约肌维持肛门的紧闭状态。

起止点
起点——耻骨（左右侧的耻骨上支）
止点——肛门外括约肌
主要功能
支撑盆腔内脏，拉抬盆底部

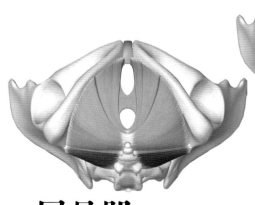

髂尾肌

起于坐骨棘，止于尾骨，作用与耻尾肌相同。
起止点
起点——闭孔内肌筋膜（以及肛提肌）的腱弓
止点——肛尾韧带、尾骨
主要功能
支撑盆腔内脏，拉抬盆底部

尾骨肌

位于肛提肌的后方，是支撑盆底的重要肌肉。正如其名，尾骨肌附着于尾骨上，四足站立的动物就是通过这块肌肉来摇动尾部的。人类由于没有尾巴，所以尾骨肌负责与肛提肌一起支撑内脏，并且协助排尿、排便。

起止点
起点——坐骨棘
止点——尾骨的外侧边缘
主要功能
支撑内脏，帮助排尿、排便，牢牢地将尾骨往前方拉

尿生殖膈

这个三角形的结构支撑着
人体的泌尿生殖器

盆底部除了盆膈外，还有尿生殖膈。

尿生殖膈的位置在盆膈下方，从前方的耻骨联合向左右的坐骨结节延展，形成一个三角形的结构，让尿生殖区呈现闭锁状态。

尿生殖膈中有会阴深横肌、会阴浅横肌。一般而言，这些肌肉的收缩很难由意识控制，其伸展所产生的张力作用只能由身体来控制。这些肌肉若伸展过度，反而会失去效用，造成尿失禁、生殖器脱垂。

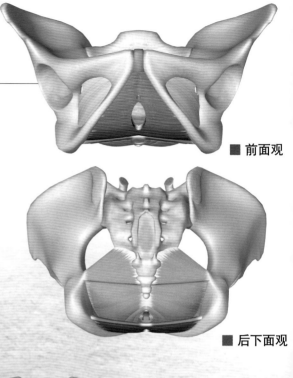

■ 前面观

■ 后下面观

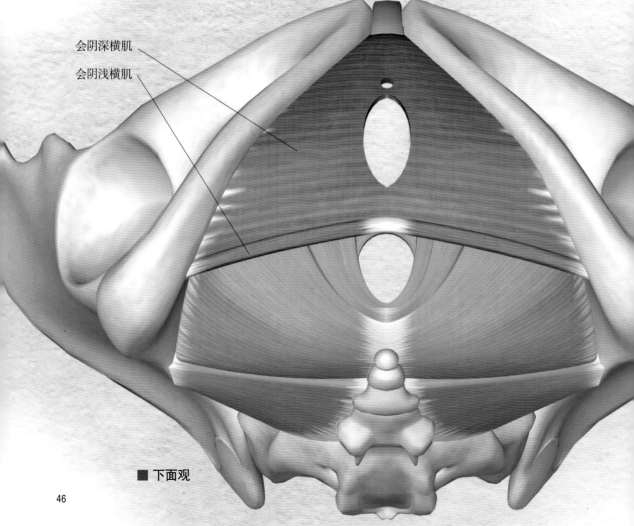

会阴深横肌

会阴浅横肌

■ 下面观

第1章 骨盆的构造

第2章 骨盆周围的肌肉

第3章 骨盆的运动

第4章 关于骨盆常见的疑问与误解

第5章 利用骨盆调整运动改善骨骼与姿势

第6章 通过骨盆调整运动改善身体不适

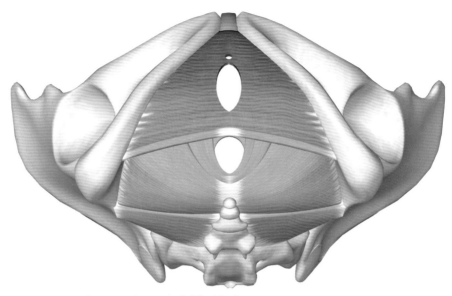

会阴深横肌

　　位于会阴浅横肌的深层处，呈三角形，构成尿生殖膈的底部。

　　左右横行通过盆底部，像是吊床般地拉伸肌肉，控制泌尿生殖器（尿道、阴道、前列腺）的开口部位。

起止点

起点——耻骨下支、坐骨支

止点——阴道壁或前列腺壁、会阴中心腱

主要功能

产生张力的同时，亦支撑着盆底部

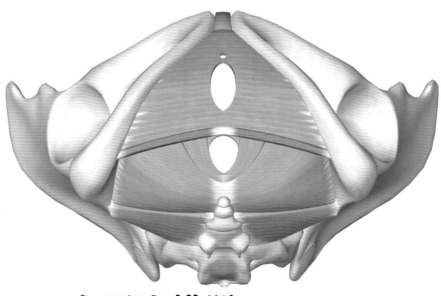

会阴浅横肌

　　位于会阴深横肌的表层处，呈现三角形，构成尿生殖膈的底部。

　　会阴浅横肌延展、贴合在左右坐骨支之间，能产生支撑盆底部的张力。会阴浅横正中央的部分称为会阴中心腱。

起止点

起点——坐骨支

止点——会阴中心腱

主要功能

产生张力的同时，支撑着盆底部

47

括约肌和海绵体肌

控制泌尿生殖器
开口的肌肉

　　盆底部依照其功能可分为4个部分，除了前面介绍过的盆膈、尿生殖膈外，接着要谈的2个部分为：直接控制泌尿生殖器开口处的括约肌、支持生殖功能的海绵体肌。

　　括约肌的环状外形十分特殊，作用时环状肌束会收紧；海绵体肌则能完成排尿、射精、帮助勃起等工作。

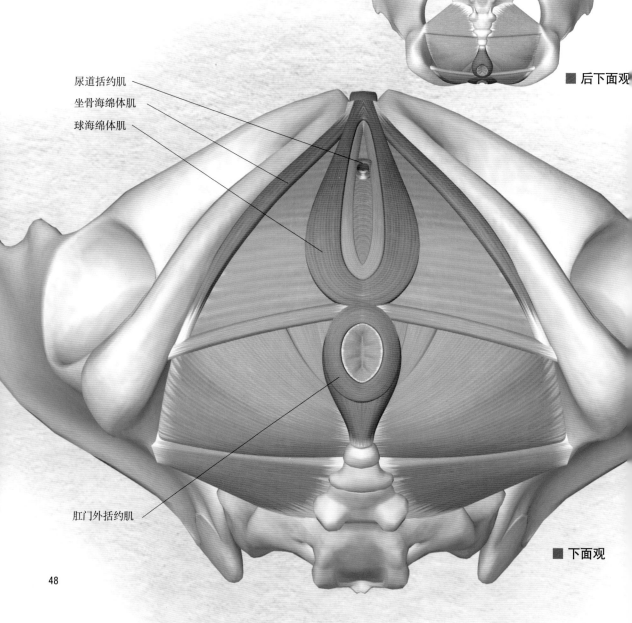

■ 前面观

■ 后下面观

尿道括约肌

坐骨海绵体肌

球海绵体肌

肛门外括约肌

■ 下面观

尿道括约肌

围绕尿道膜部的环状肌肉，位于会阴深横肌前方，具有收紧尿道口的作用。

主要功能
收紧尿道

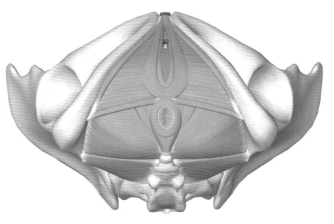

肛门外括约肌

这块肌肉从会阴中心腱往后方肛尾韧带延伸，以环状围绕肛门出口，与球海绵体肌一起形成8字形，并与球海绵体肌共同作用。

主要功能
收紧肛门

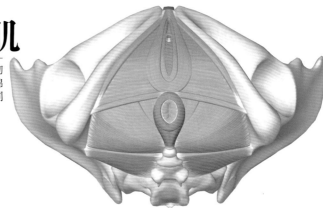

球海绵体肌

女性的球海绵体肌从会阴中心腱延伸至阴蒂；男性则由会阴中心腱开始生长至阴茎背面的筋膜。球海绵体肌与肛门外括约肌一起形成8字形，并与肛门外括约肌共同作用。

男性的球海绵体肌可控制尿液排出、射精及帮助勃起；女性则能收缩阴道口。

主要功能
女性：收紧阴道口；男性：包围尿道海绵体

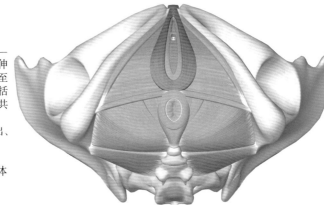

坐骨海绵体肌

沿着坐骨生长，在男性身上较为发达，女性则帮助阴蒂勃起。

起止点
起点——坐骨支
止点——阴茎脚或阴蒂脚
主要功能
使阴茎或阴蒂勃起

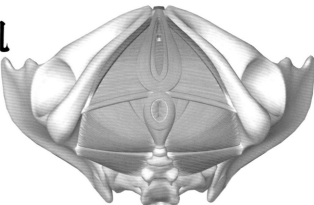

第1章 骨盆的构造
第2章 骨盆周围的肌肉
第3章 骨盆的运动
第4章 关于骨盆常见的疑问与误解
第5章 利用骨盆调整运动改善骨盆前倾与松弛
第6章 通过骨盆调整运动改善身体不适

通过仪器来观察盆底肌的动作

我因为与大学合作研究而有机会看到自己盆底肌的动作。我还记得，在观察的时候，我感受到一种重生般的兴奋。我待在实验台上，将力量集中到腹部、臀部，观察盆底动作的变化。我发现"如果使劲收紧盆底会阴部分，耻骨直肠肌就会把膀胱往上挤，膀胱同时往耻骨侧滑动"，这些事情虽然我曾在课堂上听过，也在书本中看过图片，但是亲眼看到动作影像，真正体会上述动作，还是头一次。

"如果过度施加腹压，就会对盆底造成负担"，为了验证这句话的真实性，于是我收紧盆底，直接对腹部施加压力，没想到盆底真的就被压到下方了。我维持着收紧盆底的动作，5秒、10秒、20秒……很快就忍不住了。想要在保持正常呼吸的情况下维持收缩的状态，真的非常困难！感觉上会以为自己仍在用力地收紧盆底，但通过影像，却能够看到肌肉正慢慢地松弛。我终于明白，虽然说盆底肌是随意肌，但想要随心所欲地控制这些肌肉，真的要长年累月地训练才行。

如果你想要亲自体验确认，在浴缸中体会是个不错的选择，这样就能轻松达到目的。将身体浸泡到水中，缓慢、自然地把双脚张开，然后用手掌贴合盆底部；接着，将力量集中到肛门稍微靠近耻骨的地方，慢慢地、轻轻地收紧，如果手掌体会到一种陷入身体当中的感觉，那就表示成功了。还是不太懂？没关系，虽然我无法亲身以影像示范给各位看，不过，只要多加练习，集中注意力，最后一定能够有所领悟！希望大家都能努力尝试，更深刻地了解自己的身体。

（冈桥优子）

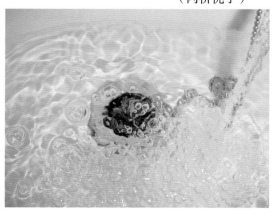

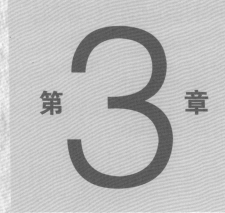

第**3**章

骨盆的运动

　　了解骨盆的结构后，接下来便是了解骨盆的运动原理。知道了骨盆的运动方式后，身体的感觉也会跟着改变。

骨盆是如何运动的

骨盆到底是如何运动的？
下面，请结合前面学到的骨盆结构来看骨盆的运动方式。

骨盆的主要运动为"固定"

骨盆位于身体的中央，因此，其主要工作为支撑身体，本身几乎没有活跃的动作。比如说，手臂、腿、脊柱等部位产生动作时，身体的重心会跟着改变，骨盆却仍能保持固定的状态，使身体的姿势得以维持。

骨盆就像是身体的"船锚"，虽然表面上看起来并没有活动，其实骨盆随时随地都在发挥支持、固定的作用，让四肢能够顺利地运动。

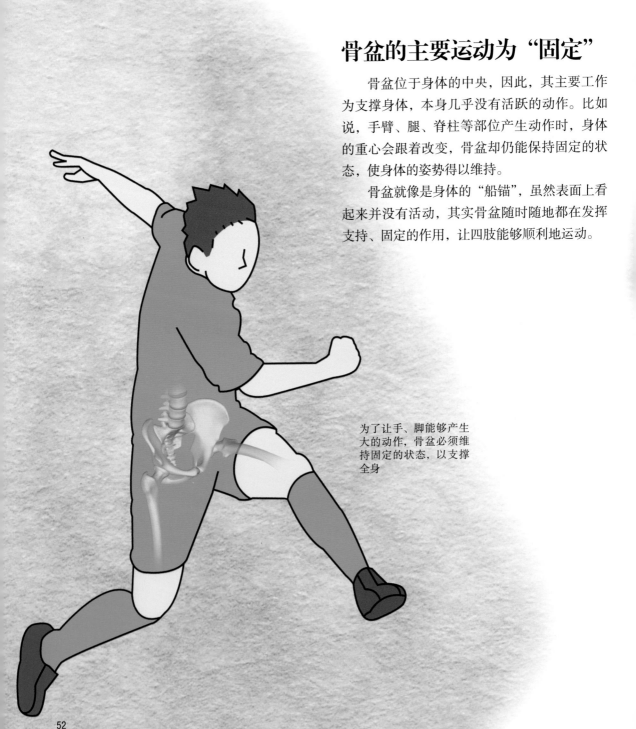

为了让手、脚能够产生大的动作，骨盆必须维持固定的状态，以支撑全身

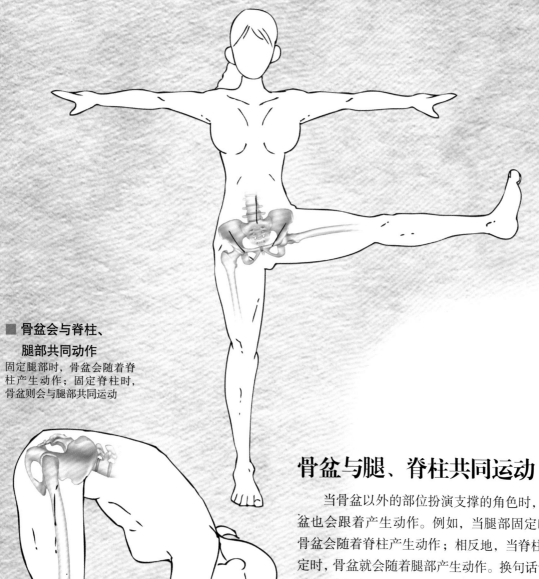

第1章 骨盆的构造

第2章 骨盆周围的肌肉

第3章 骨盆的运动

第4章 关于骨盆常见的疑问与误解

第5章 利用骨盆调整运动改善骨盆歪斜与松弛

第6章 通过骨盆调整运动改善身体不适

■ **骨盆会与脊柱、腿部共同动作**

固定腿部时，骨盆会随着脊柱产生动作；固定脊柱时，骨盆则会与腿部共同运动

骨盆与腿、脊柱共同运动

当骨盆以外的部位扮演支撑的角色时，骨盆也会跟着产生动作。例如，当腿部固定时，骨盆会随着脊柱产生动作；相反地，当脊柱固定时，骨盆就会随着腿部产生动作。换句话说，眼睛所看到的骨盆的运动，其实是脊柱、腿部带动的。

骨盆的运动虽然是腿（髋关节）与脊柱带动的，但此时骨盆的骶髂关节和耻骨联合其实也扮演着重要的角色。这些关节由韧带牢牢地固定着，能够彼此分担那些传递到骨盆上的力量，帮助维持姿势的平衡。所以，如果髋关节、脊柱的各个关节，或是骨盆内关节周围的肌肉及韧带、关节囊等部位发生硬化，骨盆的运动也会跟着衰退。

骨盆以髋关节为轴心，能够产生以下的动作:前屈（屈曲）与后伸（伸展）、上升（往上）与下降（往下）、回旋（即旋转,可分为水平旋转、立体旋转）。

细微的收缩与放松

由于人体的肌肉会一直反复自然收缩（先是非常细微的收缩，接着松弛），因而带动骨盆随时都进行着肉眼难以察觉的动作。

当体重等力量加在骨盆上时，关节的周围就会收缩（肌腱、韧带伴随着肌肉的收缩而产生拉力的状态），为了保持静止的姿势，关节固定时，对应的部位就会持续保持收缩的状态。

其实，当肌肉收缩时，关节周围并非全部都跟着收缩，而是会持续进行收缩、放松的重复过程，让力量水波纹般地逐渐传开，最后使得目标部位进入收缩状态。

站立时，重心会以非常细微的方式持续改变：一开始负荷重力处的肌肉、韧带、肌腱会开始收缩，身体会往该方向倾斜；下一个瞬间，当力量传递到身体的其他部位时，其他部位就会产生收缩，原本收缩的部位就会放松，身体的倾斜方向也就跟着改变。在这种轻微收缩、放松的过程中，骨盆也会跟着改变位置（发生移动）。

■ 身体静止时的重心移动轨迹图

虽然并不觉得身体在动，事实上重心的位置却会一直发生细微的变化。从骨盆细微的动作中，也能看出重心的变化。骨盆不断地将上半身的体重分散到左右腿上，而力量则像水波纹般地不停传导，进而造成下半身与骨盆的肌肉产生收缩与松弛的部位持续不断地进行细微调整，于是就产生了右下图显示的不规则轨迹

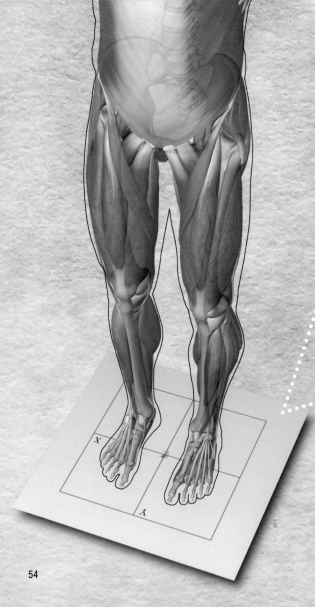

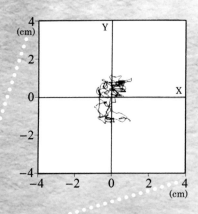

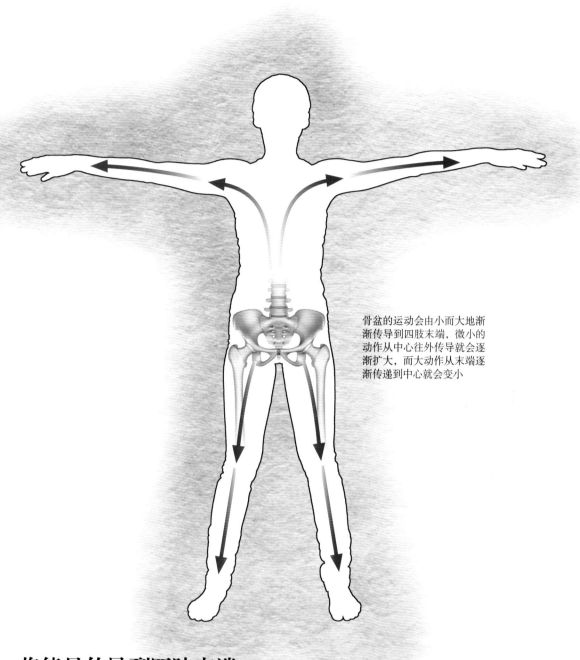

第1章 骨盆的构造

第2章 骨盆周围的肌肉

第3章 骨盆的运动

第4章 关于骨盆常见的疑问与误解

第5章 利用骨盆调整运动改善骨盆往前倾斜

第6章 通过骨盆调整运动改善身体不适

骨盆的运动会由小而大地渐渐传导到四肢末端，微小的动作从中心往外传导就会逐渐扩大，而大动作从末端逐渐传递到中心就会变小

将能量传导到四肢末端

　　骨盆所产生的动作，传到末端就会越传越大，就像挥动鞭子时，末端的动作会变大一样。由于骨盆位于身体的中央，在动作传到末端的过程中，能量会逐渐扩大。因此，若是能拥有"从骨盆开始带出动作"的观念，也就能更有效率地进行各种动作。

　　有效地利用"越到末端影响力越大"这点固然很重要，但其中也有必须注意的地方。如果骨盆肌肉的收缩失去平衡，就算情况不明显，但当身体要做出某个动作以维持姿势时，就会产生不当的力量，而这股力量会从骨盆沿着脊柱到达头部（或是沿着髋关节传导到腿部），最终会引起严重的肩膀酸痛、膝关节疼痛等症状。

骨盆的基本动作

这个部分我们将介绍3种骨盆的基本动作。
要记得，肉眼所看到的"骨盆的运动"都是由脊柱、腿部的
动作引起的。

　　实际上，骨盆会配合身体的各种姿势与全身
的肌肉共同运动，同时也负责固定关节以利于身
体维持各种姿势。不过，为了方便理解，下面将
举出每个动作的作用肌、协同肌以及拮抗肌。

①竖脊肌将骶骨往上拉起
②髂腰肌产生使髋关节弯曲的力量
③腰椎前弯
④臀大肌伸展产生力量

前屈（屈曲）、后伸（伸展）

　　指的是从侧面看，骨盆往前（腹侧）倾斜或
往后（背侧）倾斜时的动作。当骨盆进行与髋关
节有关的姿势时，前屈即呈现屈曲状态，后伸则
为伸展状态。

前屈（屈曲）

　　前屈时，腹部会向前凸出，耻骨联合会往下，
坐骨结节则会往后方拉高。

　　维持站姿时，使骨盆前屈的主要肌肉为：
竖脊肌（髂肋肌、最长肌）与髂腰肌。当股骨、
脊柱固定时，竖脊肌能将骶骨往上拉，使得腰
椎往前弯曲，同时髂腰肌会让骨盆往前倒（髋
关节弯曲），帮助腰椎前弯。

　　此外，两侧的多裂肌（协同肌）会收缩，
髋关节的外旋肌群、腹肌前群、腹肌外侧群（上
述肌肉为拮抗肌）会伸展产生力量，使得骨盆
能够顺利地向前倾斜。

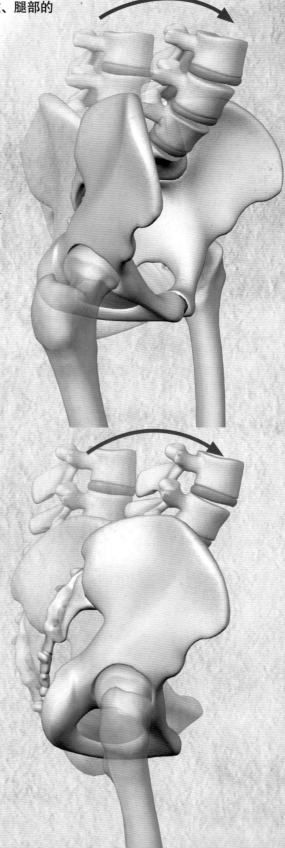

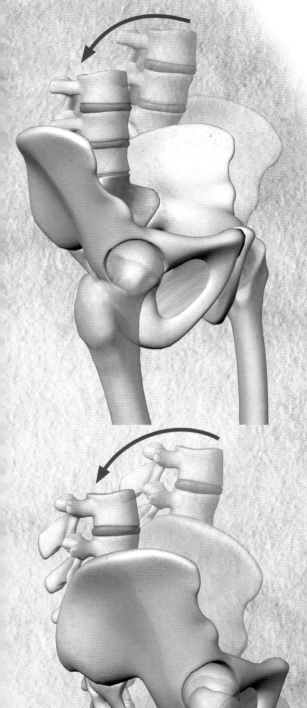

第1章 骨盆的构造

第2章 骨盆周围的肌肉

第3章 骨盆的运动

第4章 关于骨盆常见的疑问与误解

第5章 利用骨盆调整运动改善臀部酸痛与松弛

第6章 通过骨盆调整运动改善身体不适

后伸（伸展）

　　后伸时，腰骶部位会呈现圆形，耻骨联合向上抬起，坐骨结节朝下方移动。

　　维持站姿时，使骨盆后伸的主要肌群为：臀大肌、腘绳肌。首先，这两个肌群会收缩，让坐骨结节向正下方移动（髋关节伸展）；同时，髋关节外旋肌群与髋关节外展肌群（臀中肌、臀小肌）则担任协同肌，让臀部向中心集中。

　　此外，髂腰肌（拮抗肌）会对臀大肌的动作产生相对的力量而伸展，使得骨盆能够顺利地向后伸展。

①臀大肌与腘绳肌收缩，伸展髋关节
②髋关节外旋肌群、髋关节外展肌群担任协同肌
③髂腰肌伸展产生力量

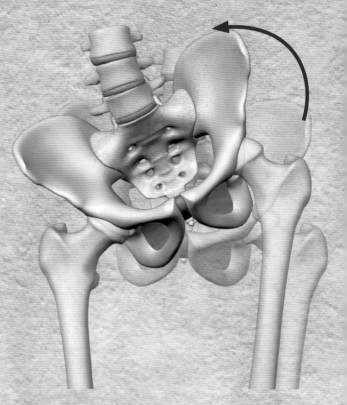

上升、下降

　　上升、下降时，从正面来看，左右的髂嵴高度会交互地上下移动。

　　骨盆的上下移动一定会左右同时进行，若一侧上升，另一侧就会自然下降；而若一侧下降，另一侧当然也就会跟着升起。

上升（骨盆的某一侧向上）

　　指的是侧腹部收缩，脚跟即将抬起的姿势。某一侧的骨盆抬起，另一侧的腰椎就会弯曲（侧弯）。

　　能让骨盆上升的主要肌肉为：腹外斜肌、腹内斜肌（这两块肌肉从腹部侧面倾斜地往前方延伸），以及位于腹后壁的腰方肌。

　　此外，腰大肌、竖脊肌会担任协同肌，让侧腹部弯曲，将同侧的骨盆往上拉起。此时，腹部、背部肌肉的力量若不一样，就会造成前屈或后伸。

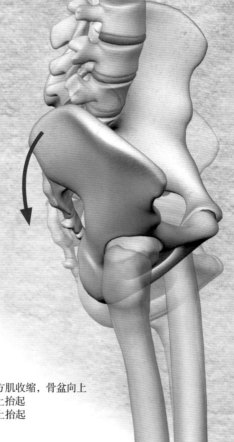

①腹外斜肌、腹内斜肌、腰方肌收缩，骨盆向上
②竖脊肌收缩，帮助骨盆向上抬起
③腰大肌收缩，帮助骨盆往上抬起

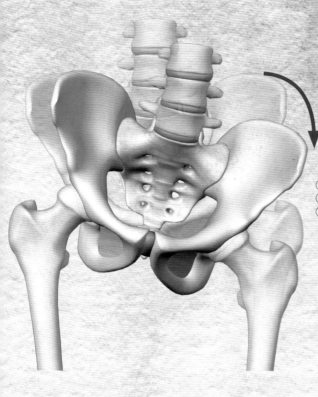

①臀中肌收缩
②臀小肌等部位收缩，帮助骨盆下降
③另一侧则轻轻向上抬起

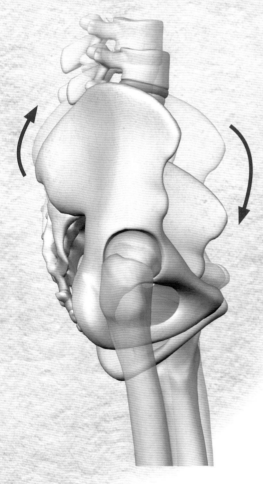

下降（骨盆的某一侧向下）

　　在骨盆某侧向上抬起的同时，另一侧会自然产生下降的动作，而骨盆下降的那一侧，腰椎会弯曲（侧弯）。

　　能使骨盆下降的肌肉为臀中肌，另外，臀小肌与其周围的肌肉会担任协同肌。为了保持上半身的平衡，侧腹肌会伸展，将骨盆向下拉。

第1章　骨盆的构造

第2章　骨盆周围的肌肉

第3章　骨盆的运动

第4章　关于骨盆常见的疑问与误解

第5章　利用骨盆调整运动改善骨盆歪斜与松弛

第6章　通过骨盆调整运动改善身体不适

回旋
（水平旋转、立体旋转）

此时若从上方俯瞰，骨盆会以脊柱为中心进行旋转（内旋、外旋）。而骨盆的旋转又可细分为水平旋转、立体旋转。

水平旋转

站立时（股骨、脊柱固定时），骨盆以脊柱为轴心水平旋转所产生的动作就是"水平旋转"。也就是骨盆在做出单侧内旋与外旋动作时，以腰部为中心扭转躯干时的动作（像是玩拨浪鼓那样的动作）。

使骨盆水平旋转的肌肉为腹外斜肌以及另一侧的腹内斜肌。此时，腹外斜肌收缩的那一侧骨盆会向后方（外旋）移动；而同一侧的背肌固有层（主要为竖脊肌中的多裂肌）、臀大肌、腘绳肌，以及另一侧的髂腰肌（主要是髂肌）则担任协同肌。这些肌肉左右交互动作，使得骨盆产生水平旋转。

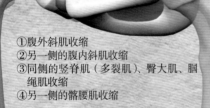

①腹外斜肌收缩
②另一侧的腹内斜肌收缩
③同侧的竖脊肌（多裂肌）、臀大肌、腘绳肌收缩
④另一侧的髂腰肌收缩

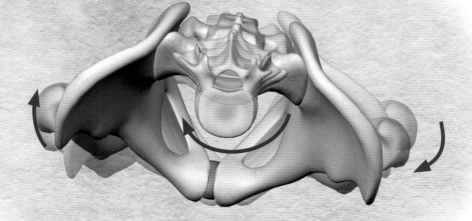

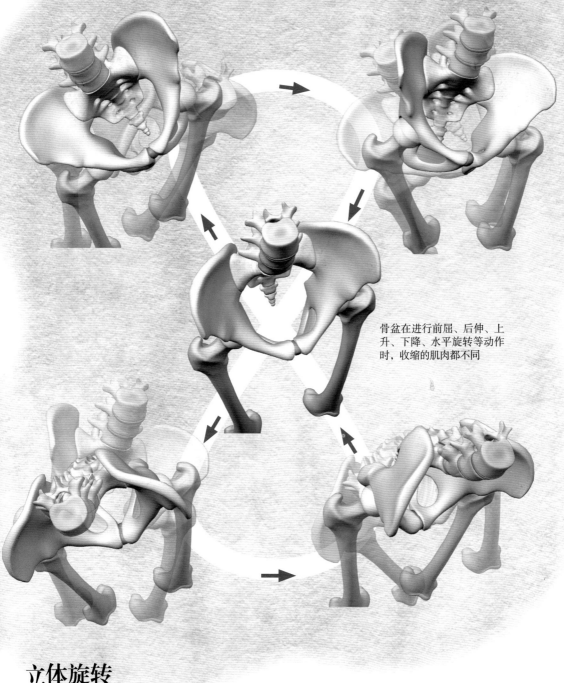

第
1
章
骨盆的构造

第
2
章
骨盆周围的肌肉

第
3
章
骨盆的运动

第
4
章
关于骨盆常见的疑问与误解

第
5
章
利用骨盆调整运动改善骨盆歪斜与松弛

第
6
章
通过骨盆调整运动改善身体不适

骨盆在进行前屈、后伸、上升、下降、水平旋转等动作时，收缩的肌肉都不同

立体旋转

　　立体旋转就是扭腰时的动作，由骨盆的前屈、后伸、上升、下降、水平旋转组合而成的复合动作，像是跳草裙舞时的甩腰动作。

　　在前屈或后伸、上升或下降、水平旋转时，都有各自的主动肌、协同肌，因此，在做立体旋转动作时，会依照当时的需要由不同的肌肉来动作，且回旋的角度不同，负责动作的肌肉也会跟着改变。所以，若是各部位的肌肉运动无法顺利地连接在一起，就会产生看起来卡顿、别扭的动作。

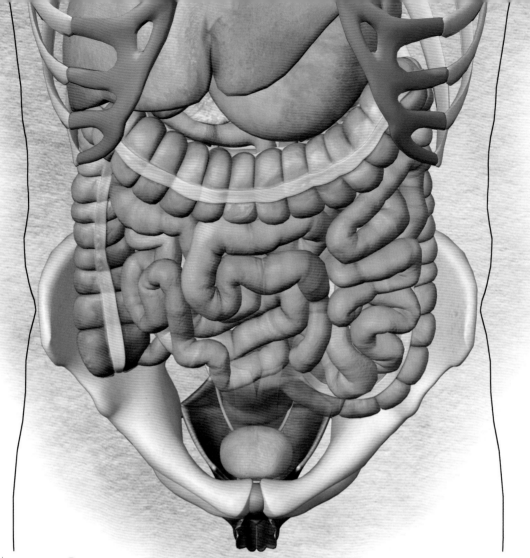

盆底肌的运动

到目前为止，所介绍的骨盆运动都是指骨盆与脊柱、骨盆与腿部一起产生的运动，而本部分所要介绍的则是由盆底肌所发起的运动。

利用等长收缩支撑内脏

一般认为盆底肌是人类直立后才逐渐发达起来的。位于躯干最下端的盆底必须持续承受内脏、上半身的重量，为了不让这些部位下垂，盆底肌就必须支撑它们。

盆底肌并不会产生像手臂、腿部那样肉眼可见的关节运动，它们只会通过拉伸来产生力量。像盆底肌这样不改变长度即能产生的肌肉收缩，我们称为"等长收缩"。

盆底肌利用等长收缩来支撑内脏

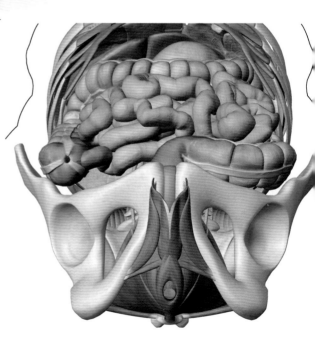

控制泌尿生殖系统的出口

　　盆底肌包含着直肠、尿道、阴道（女性）的开口，而这里的肌肉能够依照需求柔软地收缩、放松，以控制开口。男性的盆底肌有2个开口，女性则有3个。

　　如同上述，盆底肌不仅能支撑内脏，还能控制开口，因此，同时必须具备强度与柔软度。

男性有2个开口，女性则有3个开口

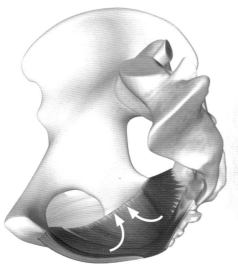

肛提肌收缩，抬起盆底

男性

肌肉全体合作才能完成动作

　　盆底肌并非各自完成动作，而是一起合作发挥作用。比如说排尿、排便时，由括约肌打开开口部，再由肛提肌抬起盆底部，促进尿液排出。

　　由于括约肌的肌肉小，因此，不可能只靠它来控制排尿、排便。如果要强化盆底，那么一定要同时锻炼肛提肌，才能真正达到效果。

骨盆内关节的运动

骨盆由数块骨头组成，连结这些骨头的正是第10~11页中所介绍的骶髂关节和耻骨联合。

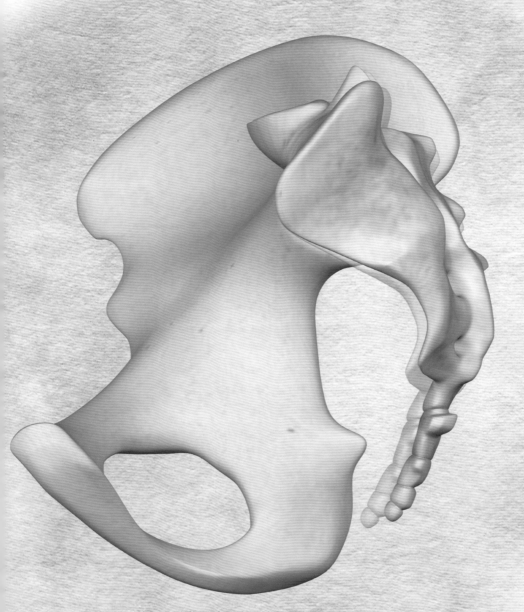

■ **伴随髋关节运动所产生的骶骨、髂骨前屈**

当髋关节弯曲20°左右（如鞠躬等动作）时，骶髂关节会以耳状面韧带联合为轴心，微微地旋转、倾斜。向前旋转时，骶骨全体会向前倾斜，尾骨往后上方抬起，此时骨盆下口的前后径会变长，耻骨联合呈现拉开的状态。进行相反动作时，骶骨则会向后方运动，这时骨盆下口的前后径会缩短，耻骨联合聚拢

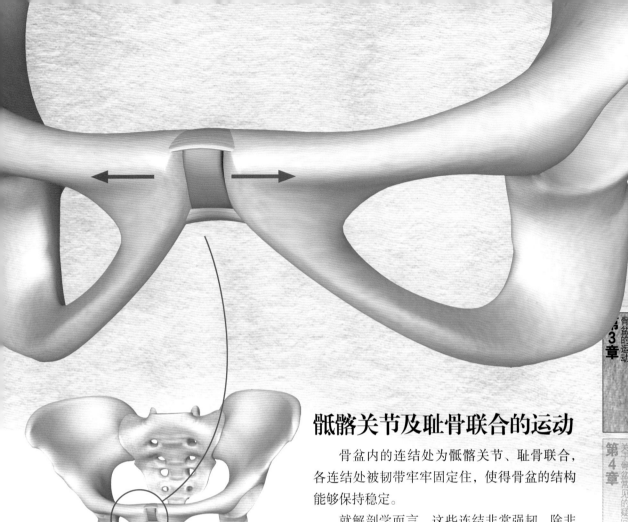

骶髂关节及耻骨联合的运动

耻骨联合
分娩时，耻骨联合的韧带会变松，让产道扩张

骨盆内的连结处为骶髂关节、耻骨联合，各连结处被韧带牢牢固定住，使得骨盆的结构能够保持稳定。

就解剖学而言，这些连结非常强韧，除非是怀孕、分娩时的激素造成韧带放松，否则它们不可能产生显著的动作。不过事实上，骶髂关节能够产生非常细微的动作（往前方或后方旋转），该动作会以骶髂韧带的附着部为轴来进行。

与骶髂关节有关系的部位是耻骨联合；骨盆由骶髂关节、耻骨联合固定，力量能够由骶髂关节的细微运动传达到耻骨联合。耻骨联合除了怀孕后期、分娩（韧带变松使得产道扩张）以外，并不会产生移动性的动作。

关于骶髂关节的可动范围研究，目前仍在进行中，争议也很多。就"骶髂关节是否能活动"的议题来说，有人认为骶髂关节能轻微向前运动，也有人认为该关节应该是轻微向后方运动，众说纷纭，无一定论。

盆底肌与呼吸

呼吸时，其实骨盆也会跟着产生运动，只不过肉眼看不见。随时随地重复进行的呼吸运动，使得盆底肌也跟着不停地产生运动。

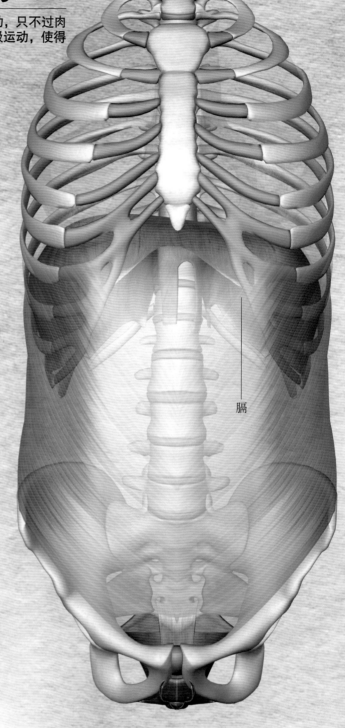

膈

■ 吸气

吸气时，膈顶下降，腹腔内压力上升，此时如果骨盆固定不动，就能帮助胸廓分散力量，减轻盆底的负担

盆底肌会随着呼吸而运动

盆底肌属于腹腔的一部分，腹腔由前方的腹肌、后方的背肌、上方的膈和下方的盆底肌所包围，这些围绕着腹腔的肌肉，都会随着呼吸而产生运动。

吸气时，膈顶下降，腹腔内的压力跟着上升，而腹肌、背肌、盆底肌也会随着产生收缩；呼气时，膈顶上升，腹腔内的压力恢复到正常状态，腹肌、背肌与盆底肌也回到自然状态。就像上面所叙述的，随着腹腔内压力的变化，盆底肌也会被动地进行动作。

压力的产生程度会随着重力的方向而改变：站立时，盆底肌承受了最大的压力，为了对抗重力、保持姿势，腹肌和背肌会一直处于紧绷状态，因此，腹腔内的压力会受到腹部和背部的推挤，自然地集中到盆底上。所以，在站立时，每次呼吸都会让盆底肌承受巨大的压力，这使得盆底肌在支撑内脏的同时，还需承担其他的负担。如此过度地使用盆底肌，也是造成尿失禁的原因之一。

虽然我们无法减轻盆底支撑内脏时的负担，但至少我们能减少呼吸时对盆底造成的影响。扩展胸廓就是一个不错的呼吸方法：下腹部用力，呼吸时感觉到胸廓的扩展，能帮助盆底将承受到的压力往上推。利用腹腔的构造、肌肉的协同动作，就能帮助改善尿失禁的问题。

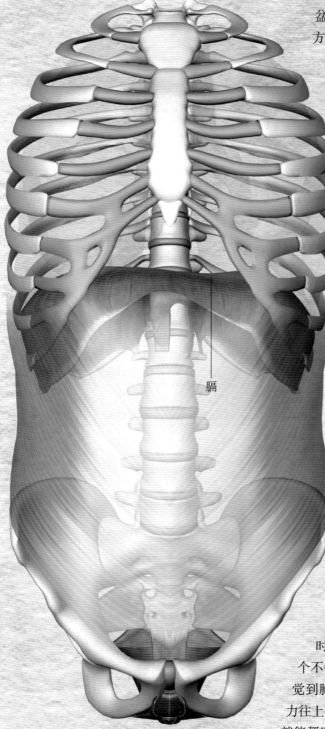

膈

■ **呼气**

呼气时，膈顶会上升到原本的位置，腹腔内的压力也会恢复正常，盆底的紧绷状态亦会跟着消除

第1章 骨盆的构造

第2章 骨盆周围的肌肉

第3章 骨盆的运动

第4章 关于骨盆常见的疑问与误解

第5章 利用骨盆调整运动改善盆底肌松弛

第6章 通过骨盆调整运动改善身体不适

骨盆与步行

在走路这个日常动作中，骨盆也担负着非常重要的角色。就让我们看看，步行的时候，骨盆的肌肉是如何运动的。

　　步行时，主要运动的肌肉为臀中肌（使髋关节外展）、臀大肌（使髋关节伸展），还有骶髂肌这个让髋关节内收的肌群支撑身体，让单脚移动的动作得以进行。

　　骨盆借由这些肌肉来帮助固定，即使只有单脚也能支撑住整个身体的重量，让身体在做出向前移动的动作时，也能保持直立的姿势。

　　就这样，让髋关节产生动作的肌肉和固定骨盆的肌肉彼此交互运动，步行动作才能顺利进行。

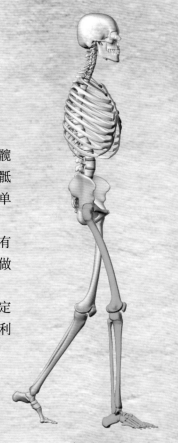

1
双下肢支撑相

主轴脚（左后）与另一侧脚（右前）同时着地的状态。主轴脚（左）重心向脚尖移，抬起脚跟，接着上半身向前移动，另一侧（右）的脚同时向前踏出，脚跟着地。此时的重心位于前后双腿之间

2
右脚站立相、左脚摆动相

仅由主轴脚（右）承受体重的时期，主轴脚（右）的臀大肌、臀中肌收缩，伸展右侧髋关节。骨盆的另一侧（左）微微内旋，左脚准备向前踏出

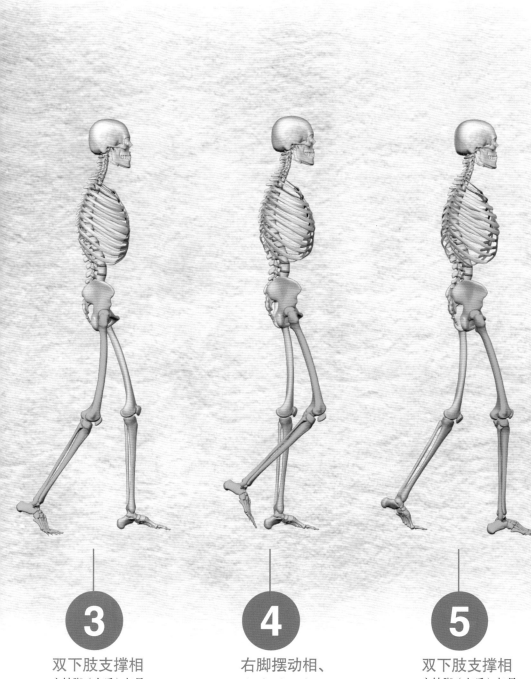

第1章 骨盆的构造

第2章 骨盆周围的肌肉

第3章 骨盆的运动

第4章 关于骨盆骨常见的疑问与误解

第5章 利用骨盆调整运动改善臀部背科与松弛

第6章 通过骨盆调整运动改善身体不适

③ 双下肢支撑相

主轴脚（右后）与另一侧脚（左前）同时着地的状态。主轴脚（右）重心向脚尖移，抬起脚跟，接着上半身向前移动，另一侧（左）的脚同时向前踏出，脚跟着地。此时的重心位于前后双腿之间

④ 右脚摆动相、左脚站立相

仅由主轴脚（左）承受体重的时期，主轴脚（左）的臀大肌、臀中肌收缩，伸展左侧髋关节。骨盆的另一侧（右）微微内旋，右脚准备向前踏出

⑤ 双下肢支撑相

主轴脚（左后）与另一侧脚（右前）同时着地，在姿势4中所踏出的右脚脚跟着地，回到一开始的姿势1。此时的重心位于前后双腿之间

骨盆与运动表现

只要骨盆稳定，动作就能顺利流畅地进行。
接着就让我们来看看骨盆的稳定度与运动表现之间的关系。

何谓骨盆的稳定

在运动竞技场上所谓的"表现良好"，就是指能够顺畅、有效率地完成目标动作，而此时，骨盆的稳定就是非常关键的。

骨盆的稳定可以分成静止时的静态稳定与动作时的动态稳定。

静态稳定就是骨盆固定的状态。当骨盆发挥了固定的功能时，就会呈现不动的状态，以踢足球为例，就是指守门员接住射门球那一瞬间的状态。当骨盆处于静止状态，且保持稳定时，身体才能产生对抗射门球的冲击力量。

而动态稳定则是指在动作中骨盆保持稳定的状态，骨盆的位置能使身体的姿势得以顺利地向下一个阶段进行；若要比喻的话，就像是足球选手在踢球的那一瞬间。在做出"踢"这个动作时，首先主轴脚的臀大肌会收缩，髋关节外旋，同时臀中肌协同一起收缩，接着和主轴脚同侧的骨盆会向下、向外旋，要做"踢"的动作的那一侧骨盆就会自然上升、内旋，这股回旋力会借由内收肌而放大，最后使得脚产生外踢的动作。

骨盆除了平时所进行的相应动作外，在需要的瞬间也能马上固定，支持住全身。若这种稳定的状态与下一瞬间的不稳定状态能够平稳地连接，身体就能做出顺畅的动作。

骨盆的稳定与髋关节的稳定

骨盆的稳定受髋关节稳定度的影响极大。髋关节是一个可动范围很大的关节，如上半身要前屈时，重心会向前移，关节也会向要弯曲的方向发力。

如果重心脱离腿部可以支撑的范围，身体就会向前倾倒，此时为了对抗向前的力量，臀大肌、腘绳肌（屈膝关节时用到的肌群）就会运动，使髋关节恢复成直的状态（伸展），这就是"稳定"的作用。

骨盆的稳定可以说是由髋关节控制的。与骨盆动作相关的肌肉有40块以上，其中大部分都与髋关节的动作有关，有这么多块肌肉同时进行微调并固定髋关节，才能让骨盆呈现稳定的状态。

第1章 骨盆的构造

第2章 骨盆周围的肌肉

第3章 骨盆的运动

第4章 关于骨盆常见的疑问与误解

第5章 利用骨盆调整运动改善骨盆歪斜与松弛

第6章 通过骨盆调整运动改善身体不适

O形腿的人跑不快

　　从跑步这个基本动作中可以看出骨盆与运动表现间的关系。为什么O形腿的人跑不快？其实只要了解骨盆的结构，自然就能明白其中的道理。

　　跑步时，左右脚交互向前踏出，过程中会一直产生单脚站立的瞬间。这时候，脚踝、膝关节、髋关节会连成一条直线，由骨盆来维持稳定，这样才能不浪费多余的能量，顺畅、轻巧地完成动作。

　　相反地，O形腿的人，其膝关节会向外凸出，脚踝、膝关节、髋关节无法形成一条直线，造成骨盆容易下降，为了保持稳定，就必须用掉更多的能量，跑步的速度自然会变慢。

　　让我们再来详细地看看其中的道理吧！

　　以O形腿的姿势踢地面时，膝关节的方向为外旋，踢出的力量会到达斜前方，使得向正前方的推进力量变小。而且，O形腿的人固定支撑脚那一侧的髋关节的肌肉负担会很大，使得这些肌肉无法将所有的力量运用到跑步动作上，导致臀大肌难以完全收缩。另外，腘绳肌会以屈膝关节为优先动作（将髋关节的伸展动作顺延），造成跑步时屁股呈现下陷（也就是骨盆下降）的状态，这样一来，骨盆的位置将无法固定，推进力也就变得更差了。

　　O形腿与非O形腿的人在骨盆的位置和骨盆的稳定性上会有非常大的差异，跑步时的速度自然也会有所不同。

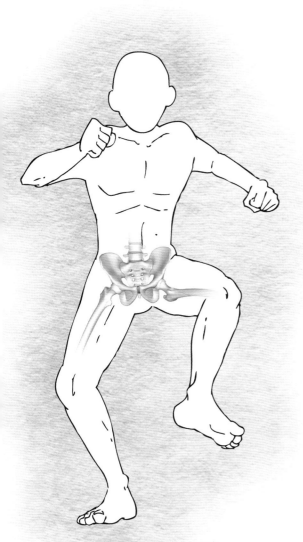

O形腿的人，其骨盆容易下降

盆底肌与运动表现

运动时，常常会听到"收紧肛门"这类的指示，这能帮助我们收紧位于身体中心线的肛门，让意识集中在身体中心，以固定身体的轴心位置；而就解剖学来说，这种提示是很有道理的。

从解剖学角度来说，收紧肛门能使运动表现得更好的原因在于盆底最大的肌肉——肛提肌源于闭孔内肌的腱膜。肛门外括约肌、肛提肌一动作，就能使闭孔内肌收缩；而闭孔内肌一收缩，周围的外旋肌群也就会跟着收缩。另外，形成臀部外形的最大肌肉——臀大肌正是肛提肌的协同肌。综上所述，通过收紧肛门这样的提示能够提高髋关节周围（骨盆）肌肉的力量，使得骨盆得以平稳固定，进而使身体的中心轴获得固定。

不过有一件事情必须注意：有意识收紧肛门，如果只是单纯地收紧臀部肌肉，那就是错误的。

臀大肌位于表层，又是大块的肌肉，因此很容易以为要收缩它；然而一旦这么做，只会造成脚尖向外张开，使得腿部外旋、外展，变成O形腿的姿势。

因此，在收紧肛门时，同时也要有意识地让内收肌收缩，这样做才是对的。内收肌用力，股骨会往身体中间靠拢，膝关节也会跟着收拢，协助收紧肛门。

你可以试着收紧自己的肛门看看，如果能够感受到臀大肌以及使股骨向内收拢在一起的肌肉正在协同作用，那就是正确的收紧肛门的动作。

第**4**章

关于骨盆常见的疑问与误解

在这个章节中，我们将谈到一些常见的疑问，像是骨盆的"歪斜""松弛"等。解答疑问后，我们才能以更有效的方式，进行第5章中所介绍的骨盆调整运动。

何谓骨盆"歪斜"

与骨盆有关的常见烦恼就是骨盆"歪斜"。
骨盆之所以会歪斜，是因为肌肉不平衡，而并非骨骼本身变形。

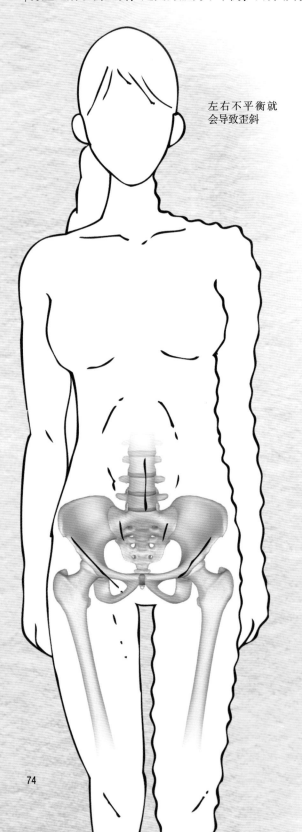

左右不平衡就
会导致歪斜

所谓的身体歪斜到底是什么意思呢

"歪斜"指的是事物的形状处于扭曲、弯曲的状态，也有人称之为"歪曲"。同样的状况如果换到身体上，指的就是全身的肌肉无法适当、平衡地作用，也就是说身体某处产生了歪曲，这种情况我们就称之为"歪斜"。

身体有许多部位和器官是对称的，如眼睛、耳朵、手、脚、肺、肾等，肌肉也几乎都是对称生长的。但我们或多或少会因为各自的不同习惯，造成左右肌肉的力量有所差异，导致不平衡。比如说，某人从小走路就习惯让重心微微偏右，这样，右侧的肌肉会因长期处于负担较大的状态，容易引起右侧使用过度的疲劳症状；相反地，左侧的肌肉则因为较少使用而变得较为衰弱。像这种不起眼的习惯性动作长期累积，就会在不知不觉中造成左右肌力失去平衡。

另外，身体某部位若是因为运动而受到较大冲击时，为了抵抗这股冲击力量，肌肉就会变得僵硬，严重的甚至会因此失去原有的柔软度。这些僵硬的肌肉运动起来会比较困难，长期下去也会导致肌肉整体变得不平衡。

每块肌肉的柔软度或是肌力是否开始发生改变，肉眼是无法察觉的，很多时候人们自己也很难察觉。但不平衡的状态长期持续下去，最后就会变成看得见的"歪曲"状态，成为各种疼痛、不适的根源。

骨盆的骨骼本身并不会歪斜

那么，所谓的骨盆歪斜究竟是指什么呢？

首先，歪斜可以分成两种状况：一种是物体的形状产生了歪斜；另一种则是物体本身的形状并没有改变，但角度改变了。骨盆的歪斜就属于后者，也就是骨骼本身并没有变形，但看起来好像是歪了。

下面我们将通过举例来了解实际的状况。请试着扭转自己的身体，这时你会发现，只要稍微改变姿势，骨盆形状的"外观"也会跟着发生变化。这种变化并不是骨盆的构造歪斜了，而是肌肉的动作使得骨盆的位置发生了改变，造成视觉上看起来骨盆是歪斜的。

由于身体随时随地都在活动，所以，肌肉也会不停地反复收缩、放松。在肌肉活动的过程中，如果有某处发生问题使得骨盆无法回到原本的位置，而呈现硬化的状态，这就是所谓的"骨盆歪斜"。这就好像是弹力绳因为过度使用而缩成一团，无法回到原本的状态。

骨盆歪斜其实是与骨盆动作相关的肌肉持续处于紧绷状态，导致骨盆外表看起来有点歪斜的感觉，而非构成骨盆的髋骨、骶骨和尾骨产生了构造上的歪曲。所以，只要肌肉过度紧绷或是过度松弛的状况改善了，歪斜的情形自然就会跟着消失。

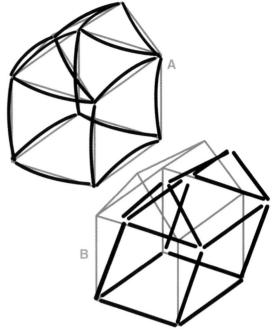

"歪斜"有两个意思，一种是指本身的"形状"改变（A），另一种则是角度发生变化（B）

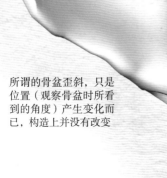

所谓的骨盆歪斜，只是位置（观察骨盆时所看到的角度）产生变化而已，构造上并没有改变

第1章 骨盆的构造

第2章 骨盆周围的肌肉

第3章 骨盆的运动

第4章 关于骨盆常见的疑问与误解

第5章 利用骨盆调整运动改善骨盆歪斜与松弛

第6章 通过骨盆调整运动改善身体不适

骨盆歪斜会造成什么问题

骨盆歪斜会成为各种症状的根源。
下面就让我们来看看这背后的机制。

骨盆歪斜与肌肉连结

　　骨盆歪斜的严重之处在于歪斜的状况不仅会影响到骨盆本身，还会扩展到其他部位，造成全身性的问题。有非常多的肌肉都附着在骨盆，因此，肌肉力量的传递方法也是造成骨盆歪斜的重要因素。

　　肌肉基本上都会包覆关节，一般而言，力量从一块肌肉传递到另一块肌肉的机制是这样的：首先会由一块肌肉移动关节，借由关节角度的改变来使另一块肌肉产生收缩，再依照同样的方式将力量传递出去。然而，有些肌肉并不需要借由骨骼或是关节的移动来传递力量，这些肌肉称为"肌肉连结"。肌肉连结又可以分为具有共同起始肌腱的肌肉、以肌间隔为界的两条拮抗肌和存在于筋膜中的连接肌肉等。

　　在某块肌肉极度紧绷、失去柔软度而无法顺畅动作时，它们并不会自己表达疼痛、不适，它们会通过这些肌肉连结，把不适的感觉传递到其他部位，让身体感觉到。比如说，骨盆若产生歪斜，随着时间推移，紧绷的感觉会传递

到附着于坐骨的大收肌、腘绳肌（股二头肌长头、半膜肌、半腱肌）上，使得大腿后群肌和内收肌群逐渐失去柔软性。

　　另外，股二头肌的长头与短头汇合，以长腱附着在腓骨头上，若是长头的动作能力降低，那么短头也会累及。而短头的起点位于股骨与外侧肌间隔上，同时，拮抗肌也通过这个肌间隔连接着上述肌肉，所以，股外侧肌的动作能力也就会跟着降低。这时候，若股四头肌产生运动，那么股直肌与股外侧肌的筋膜分界处就会产生剥离，造成膝关节伸展出现障碍，膝关节周围也会出现疼痛、不适的感觉。即使到医院也检查不出什么毛病，因为这其实是骨盆肌肉的柔软度（伸展力）降低造成的状况。

　　如果抵抗这股不当动作的力量向上方传递，就会通过腹肌（起始于骶骨、髋骨的髂嵴、耻骨等部位的肌肉）影响到上半身，引起肌肉、筋膜紧绷，最终导致肩颈僵硬。

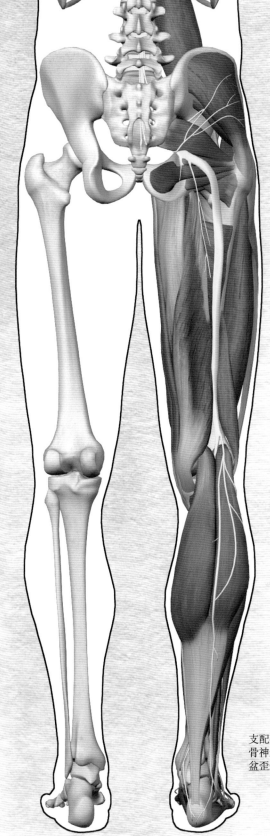

第1章 骨盆的构造

第2章 骨盆周围的肌肉

第3章 骨盆的运动

第4章 关于骨盆常见的疑问与误解

第5章 利用骨盆调整运动改善骨盆歪斜与松弛

第6章 通过骨盆调整运动改善身体不适

骨盆歪斜与神经的关系

　　骨盆歪斜也是导致神经功能障碍、平衡失调的重要因素。比如，脊柱直接连接骨盆，而脊柱中有重要的中枢神经通过，骨盆一旦歪斜，脊柱也会受到影响而产生歪曲，进而压迫神经，造成神经功能障碍，身体也因此失去平衡。

　　坐骨神经也通过骨盆，若是骨盆歪斜，那么坐骨神经就会受到压迫，甚至会因此引起下半身的疼痛。

　　此外，骨盆的歪曲也会阻碍体液的循环。血液循环不好，氧气、养分的输送效率会降低，最后造成肌肉、内脏等组织的功能降低。所以，骨盆歪斜也是造成代谢废物无法及时排出、降低新陈代谢、形成寒性体质的原因之一。

支配整个下肢的坐骨神经也会受到骨盆歪斜的影响

骨盆歪斜与身体的关系

外在问题

驼背

若歪斜状况导致骨盆后倾，为了支撑头部，背部就会弯曲，造成驼背

臀部下垂

若歪斜状况导致骨盆后倾，臀部就会下移，造成所谓的"垂屁股"

O形腿与X形腿（内八字腿）

若歪斜状况使得股骨外旋，就会导致O形腿；相反地，内旋则会造成X形腿

肥胖

骨盆歪斜会压迫脊柱的交感神经，降低身体分解脂肪的能力

内在问题

肩颈僵硬·腰痛

骨盆歪斜会导致脊柱的原有弧度增加，造成肩膀、腰部等处的肌肉过度使用，除了肌肉疲劳所引起的僵硬、疼痛外，体液循环也会因此而变差，使得代谢废物不易排出而引发疼痛

生理痛

骨盆内有子宫、卵巢，若是骨盆歪斜，身体对腹部的施压方法也会改变，进而给予脏器不当的刺激，使得血液循环变差，造成生理痛

冰冷体质

骨盆歪斜，体液的流动也会受到阻碍，导致血液循环不畅，血液不易流至身体末端，就容易引起手脚冰冷的症状

何谓骨盆"松弛"

除了骨盆歪斜会造成问题外，骨盆松弛也与身体的状况息息相关。
就让我们来看看所谓的骨盆"松弛"是什么意思。

"松弛"有两种意义

所谓的"松弛"，是指紧绷的状态缓解了，或原本收紧的状态松懈了。当这个词的两种意义放在骨盆的肌肉上时，代表的却是两种截然不同的意思。

紧绷状态缓解是指骨盆处于不用力的状态，此时的肌肉没有产生不必要的紧绷，是一种良好的状态。适度地放松肌肉才能让肌肉回到原本的位置，以便应对随时要进行的活动。

而原本收紧的状态松懈了，则是骨盆没有发挥该有的力量。例如，可以增强关节稳定性的韧带因为过度伸展而呈现松弛状态、肌肉处于无法进行正常动作的状态、因年龄增长而导致肌肉的收缩能力下降等，这些都是造成身体无法充分活动的松弛状态。在这种松弛状态下，肌肉无法实现原本的功能，处于一种不佳的状态。

虽然两种状况都可以称为"松弛"或"放松"，但实则一好一坏。

第1章 骨盆的构造

第2章 骨盆周围的肌肉

第3章 骨盆的运动

第4章 关于骨盆常见的疑问与误解

第5章 利用骨盆调整运动改善骨骼歪斜与松弛

第6章 通过骨盆调整运动改善身体不适

■ 松弛的含义
下面以弹力绳为例，解说两种"松弛"的差别

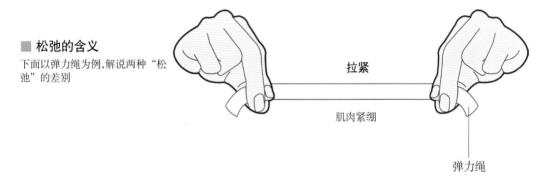

拉紧

肌肉紧绷

弹力绳

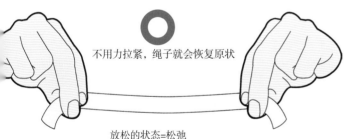

不用力拉紧，绳子就会恢复原状

放松的状态=松弛

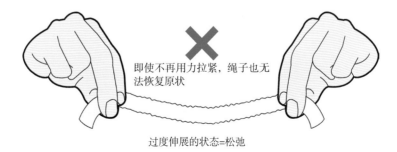

即使不再用力拉紧，绳子也无法恢复原状

过度伸展的状态=松弛

79

盆底衰弱与尿失禁

特殊的盆底构造及功能、肌肉松弛无法恢复原状……
这些都会使盆底发生问题。

女性的盆底较容易松弛

在前面已经说过"松弛"的两种含义，若是不良的松弛状况发生在盆底，就可能造成尿失禁、脏器脱垂、尿急等问题。

女性比男性更容易发生盆底肌松弛的问题，因为女性的盆底肌的开口较男性多，而且女性怀孕、分娩过程也较容易造成肌肉损伤；此外，女性激素中的雌激素减少，也会引发盆底肌的松弛。

盆底部原本就必须支撑上半身的体重，总是处于受力状态；因此，体重增加、年龄增长都会加剧骨盆的问题。

有尿失禁问题的人，就连打个喷嚏都可能会排出尿液，这是因为打喷嚏时腹压会瞬间升高，这股力量传递到盆底就会引发尿液排出。如果肌肉能实时做出反应，产生对抗压力的力量，就不会有任何问题发生；但如果肌力衰退，无法瞬间产生动作，就会造成尿失禁。另外，需要瞬间发挥力量的肌肉若是长期没有机会动作，其功能也会逐渐衰退。

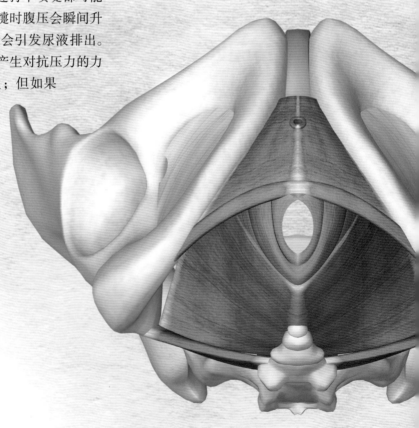

男性

第1章 骨盆的构造

第2章 骨盆周围的肌肉

第3章 骨盆的运动

第4章 关于骨盆常见的疑问与误解

第5章 利用骨盆调整运动改善姿势以松弛

第6章 通过骨盆调整运动改善身体不适

比起女性，男性不易发生尿失禁的问题

男性与女性的盆底结构

女性

关于是否易发生尿失禁这点，确实可以说男性的身体构造较女性有利。

男性的肛门一旦收紧，尿道也会跟着收缩；而女性在肛门和尿道中间还有个阴道，所以即使收缩肛门，顶多也只能带动阴道往后收紧，无法使尿道也跟着一起收缩。不过，只要持续训练盆底肌，女性也能利用夹紧肛门的力道来收紧尿道。之所以男女构造有别，是因为女性要分娩，而盆底肌也因此产生了结构上的差异。为了让婴儿能够顺利出生，女性骨盆的下方开口比男性的宽广；盆底肌与男性相比，面积也比较大。在盆底这个宽大的区域中，男性只有2个开口部，女性却有3个，因此，女性盆底肌的收缩力也就更容易衰退了。

另外，尿道的长短差异也是造成女性比男性更容易发生尿失禁的原因之一。女性尿道偏短，尿液一离开膀胱，经过很短的路径就能排出体外；而男性的尿道长（约为女性尿道的5倍），尿液可以蓄积在尿道中。一旦腹压增加，女性自然较容易产生尿失禁的问题。

不过，随着年龄增长而产生的肌肉衰退是男女平等的，男性当然也有可能面临尿失禁的问题。现在社会大众对于尿失禁的关注程度已大幅提高，美国约有1300万人被诊断为有尿失禁症状，每年在尿失禁问题上所花费的医疗费用超过150亿美元。

骶髂关节会移位吗

下面要谈论两个问题：其一，是大家口中常说的"移位"一词在解剖学上的意义；其二，长久以来备受关注的"骶髂关节可动性"相关文献概观。

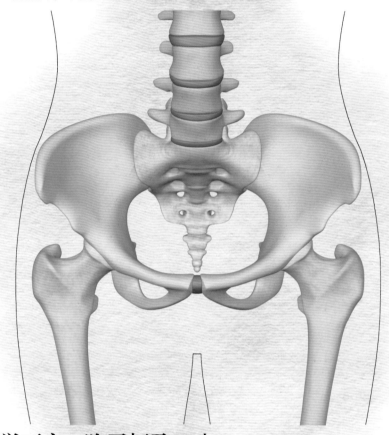

就解剖学而言，除了怀孕、分娩外，骶髂关节并不会发生移位或松弛

对于骨盆的松弛人们有着许多误解。我们或许都听过"骶髂关节移位""耻骨联合错位"等说法，但实际上除了孕妇以外，一般人除非受到非常强烈的冲击，否则骶髂关节和耻骨联合几乎不可能出现松弛、错位等情况。

怀孕时，为了让产道能够顺利扩张，身体会分泌激素让耻骨联合张开，此时骨盆的另一个结合部位——骶髂关节也会跟着张开。某些不明因素虽然可能会进一步造成骨盆的结合部位移位，不过这些都是非常特殊的状况；一般人若是发生骶髂关节移位，站立时一定会引发非常剧烈的疼痛，连步行都有困难。

一般所说的因骶髂关节移位、松弛而造成的不适症状，事实上并非关节面的移位所造成的，真正的原因在于当身体受到冲击时，为了保持姿势，关节会反射性地固定住，固定肌的收缩造成关节囊、韧带等的弯曲，但因为骨膜、韧带中含有相当多的机械性感受器（mechanoreceptor，一种能感受压、触、牵拉以及振动的感受器），所以，当这些部位产生不当的弯曲后，再伸展它们就可能产生疼痛。

骶髂关节会动吗

关于骶髂关节的可动性目前仍有相当多的争议。据说人称"医学之父"的古希腊学者希波克拉底（Hippocrates，前460—前377），就是第一位提出骶髂关节只有在怀孕期间具有可动性的人。从那之后一直到今天，人们都持续争论着"骶髂关节会动吗？假设会动的话，那骶髂关节是以怎样的角度，往什么方向动？"等问题。

美国的运动学研究者奥蒂斯（Oatis）整理了大量的文献后，得出下列结论。

1 骶髂关节能产生非常小的运动。

2 位于髋骨矢状面的骶骨回旋角度为1°~8°，平均值为2°~3°。

3 髋骨上，对骶骨背侧的平移运动为0.5~8.0mm，平均值为2~3mm。

4 关于骶髂关节的移动量，目前各项报告的差异极大，探究其原因，包括：年龄、性别，以及关节面、韧带性联合、关节构造的不对称等解剖学上已知的差异，另外，关节的退化、变形程度，以及测量时的误差都可导致差异幅度大。

5 没有外伤时，骶髂关节的最大移位会发生在年轻人（特别是年轻孕妇）身上。

另外，奥蒂斯也认为，除了大量接触骶髂关节综合征的临床医生、妇产科医生外，大部分领域几乎都漠视骶髂关节的运动在生理学上、临床医学上的重要性。

关于骶髂关节的可动性，相信今后一定会有更多基于科学测量与实证的研究报告。

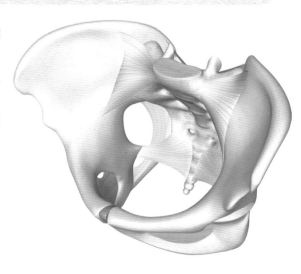

第1章 骨盆的构造

第2章 骨盆周围的肌肉

第3章 骨盆的运动

第4章 关于骨盆常见的疑问与误解

第5章 利用骨盆调整运动改善骨盆的松弛

第6章 通过骨盆调整运动改善身体不适

骨盆会打开、闭合吗

"打开骨盆、关闭骨盆"也是常见的误解，接着就让我们来谈谈这时候骨盆到底发生了什么。

"睡眠时骨盆会张开"的误解

可能大家或多或少都曾听过"睡眠时骨盆会张开"这个说法，但实际上骨盆当然不可能会张开，只会像前面章节所说的因为肌肉的牵动，感觉它好像是张开了。

让我们来看看整个机制吧！睡眠时，身体处于放松状态，这时使髋关节向内侧闭合的内收肌、腰大肌松弛，会造成臀大肌收缩变强，从而使骨盆出现向外侧打开的状况，称为"自然紧绷"。只要平躺后把腿伸直，完全不出力，脚尖自然会往外侧打开，大家只要试试就能够明白这个机制。

也正是因为放松后脚的重量会使下腹部向外伸展，让我们觉得好像是骨盆向外打开了。

另外，睡觉时因为放松，僵硬的韧带等组织也会跟着松弛。虽然成人的骨盆已经成形，并不会真的产生开闭，不过连接处的结缔组织放松了，还是会让人有骨盆张开、伸展的感觉。

白天活动时身体会使用腰大肌让髋关节维持向内闭合的状态，人们所说的"白天骨盆会闭合"，指的就是这个情形。

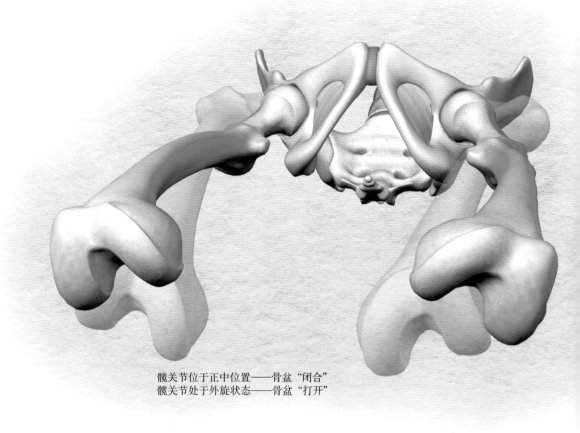

髋关节位于正中位置——骨盆"闭合"
髋关节处于外旋状态——骨盆"打开"

骨盆也会像肩颈、腰部一样"僵硬"吗

骨盆的深层肌肉也是会"僵硬"的，请多加注意

所谓的"僵硬"，是指肌肉内的血液循环产生障碍的状态。以腰部来说，若长时间维持同一个姿势，或是运动过度，出现疲劳与紧绷的感觉，那么关节就容易出现疼痛、硬化的状况，引起所谓的僵硬状态。

盆底肌因为不必操控关节，所以，并不会有肌肉酸痛的现象，但随着年龄增长、肌力衰退、血液的循环也会变差，就这样的情形来说，应该也算是"僵硬"的一种。

腰大肌、髂肌这类包覆关节的大肌肉，会

产生僵硬状态。必须注意的是，这些深层的肌肉忍耐性极佳，因此，不到一定程度是不会出现僵硬症状的，即便它们已经非常疲惫了，也不会向脑部传递"僵硬感"的信息。所以，我们只能通过"忽然觉得腰部的转动变得有点不顺畅了""腰好像有点痛"等间接症状来了解这些肌肉其实已经工作过度了。

位于深层的肌肉一旦出现僵硬症状就难以支撑骨盆、维持姿势，所以，每天坚持进行伸展活动来消除这些肌肉的疲劳，是一件非常重要的事。

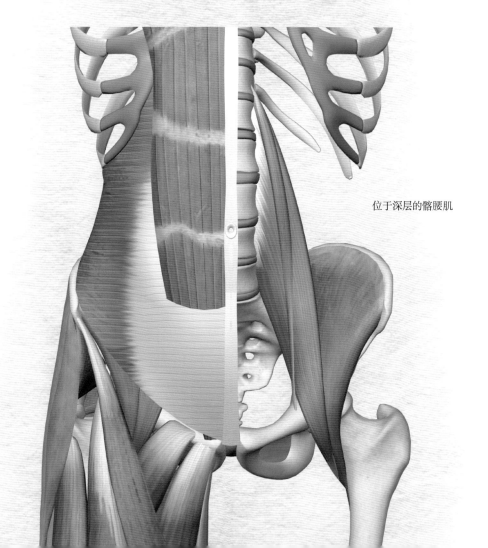

位于深层的髂腰肌

第1章 骨盆的构造

第2章 骨盆周围的肌肉

第3章 骨盆的运动

第4章 关于骨盆常见的疑问与误解

第5章 利用骨盆调整运动改善骨盆歪斜与松弛

第6章 通过骨盆调整运动改善身体不适

骨盆与姿势

骨盆的位置与姿势是息息相关的，下面就要告诉你进行自我检查的简单方法。

良好姿势的条件：腰椎前弯指数与腹压

良好的姿势与骨盆的位置关系密切，如果骨盆倾斜，就会导致背部曲线、重心等发生改变，进而影响到姿势。

一般来说，骨盆前倾的人腰部容易往前凸出（腰椎前弯较强），而骨盆后倾的人则较容易驼背（胸椎后弯较强）。腰部往前凸出就会增加腰痛的风险，而驼背则容易引起慢性肩颈僵硬等问题。

不良的姿势不仅会影响外观，还会造成日后的疼痛症状。尽管如此，但要靠平日的自我检查来发现姿势是否良好，并不容易。

这里，就要教大家如何简单地自我确认姿势是否良好。

■ 腰椎前弯度检测方法

1 取一条毛巾，折好后放在腰部，背部贴紧墙壁站立。

2 如果毛巾能塞入墙壁与腰部间的空隙，那么腰椎前弯的状况就是正常的。

3 如果毛巾被挤出来，或是放入毛巾还有很大的空隙没填满，那么可能就有腰椎前弯的问题。

腰椎前弯指数

先找出第1腰椎上方后缘与第5腰椎下方后缘的连接线（距离a），从这条连接线各自垂直画出各腰椎的延伸线后，第3腰椎的延伸线会是最长的（距离b）。数值b/a×100就是腰椎前弯指数。腰椎的弯曲（前弯）程度越强，这个数值就越大；如果脊柱完全笔直，那么这个数值就为零。骨盆的位置极大地影响腰椎前弯指数。

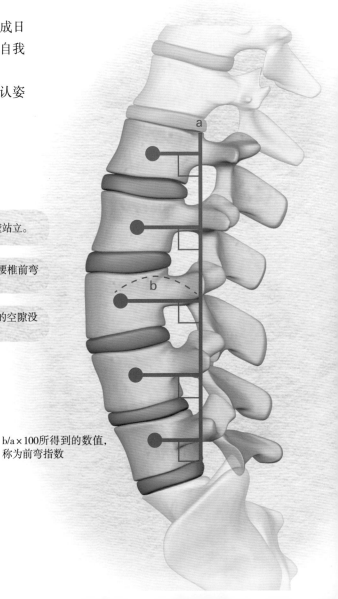

b/a×100所得到的数值，
称为前弯指数

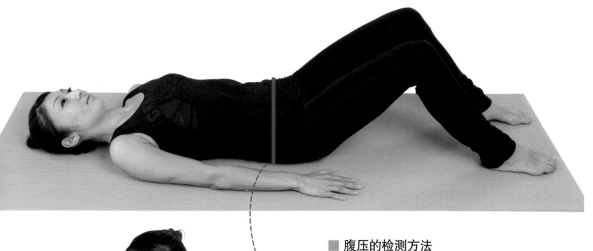

第1章 骨盆的构造

第2章 骨盆周围的肌肉

第3章 骨盆的运动

第4章 关于骨盆常见的疑问与误解

第5章 利用骨盆调整运动改善骨盆前倾与松弛

第6章 通过骨盆调整运动改善身体不适

■ 腹压的检测方法

1 仰卧，两膝立起，腹部完全不用力，让重力平均分散开来，脏器正常收在骨盆腔内。在腹部上通过肚脐水平绑一条绳子。

2 维持绑着绳子的状态站起来，内脏会因为重力而下沉，腹部也会跟着撑开绑好的绳子，此时对腹部施压，尽量让腹部维持与仰卧时一样的状态。这时，施加在腹部的压力，就是维持内脏不下垂时所需要的正常腹压。记住这个感觉，并且在日常生活中随时注意维持。

腹压

要维持良好的姿势，腹压也是不可或缺的。腹压指的是收紧腹部时所用的力量，若是没有腹压，内脏就无法待在正确的位置，而出现下腹凸出、膨胀。若是能适度地保持腹压，骨盆就能维持在正常的位置上，并呈现稳定的状态。

施加腹压的动作要使用到抗重力肌，因此，这个动作也能让骨盆保持稳定。在日常生活中随时保持适当的腹压，就能维持良好的姿势；只要给予腹部适当的压力，不良的姿势也会逐渐改善。

可以利用上述方法马上进行自我检查。

87

日常习惯导致的骨盆歪斜

为什么骨盆会产生歪斜呢？
生活习惯中的不良动作就是引起骨盆歪斜的主要原因。

某些习惯性动作正是引起骨盆歪斜的主因

引起歪斜的原因有很多，正如前面章节所说的，骨盆的歪斜是由肌肉紧绷引起的，因此，大部分有骨盆歪斜问题的人，都存在肌肉使用不当的状态。

以走路这个动作为例：走路时，每个人在体重分配、脚底着地的方法上都有各自的习惯。有些人在踏出前脚时会习惯性地把脚向外移，也有人在脚着地时会习惯性将体重分散到小指那一侧。这些动作与习惯都会导致与步行相关的肌肉无法均衡用力，致使某些特定部位用力过度。采用不当的走路方式、错误的姿势，经过长期积累，就会导致骨盆歪斜。

即便走路时没有错误的姿势，但若因扭伤而导致行走姿势失去平衡，也有可能因此引起骨盆歪斜。

此外，日常生活中许多无意识的行为、习惯也是造成骨盆歪斜的原因。即便某个动作本身并没有问题，但若长时间处于该状态，肌肉还是会失去平衡的，身体也会以骨盆歪斜的方式发出警告。

■ 引起骨盆歪斜的原因

1 扭伤、受伤没有痊愈，就这样带着旧伤继续生活。

2 先天性的O形腿、扁平足，加上体重过重、运动过度所致。

3 长时间坐着导致驼背。

4 腹肌、背肌较弱。

5 喜欢跷腿。

6 坐椅子时没有坐到底，但又喜欢靠着椅背。

7 歪着身子坐、"鸭子坐"。

8 时常把包背在同一侧肩膀上。

9 分娩（有分娩经历的女性其骨盆的可动区域会比男性大）。

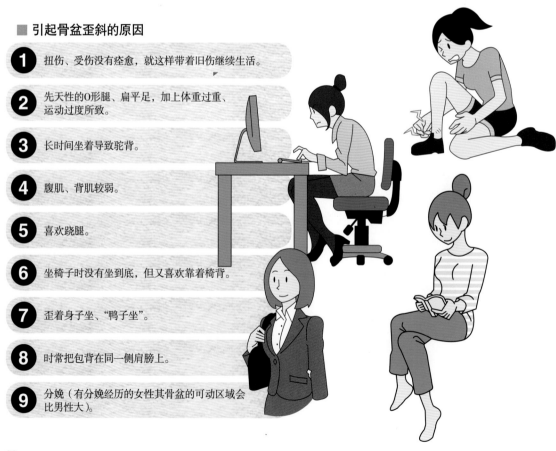

检查你的骨盆是否
歪斜与松弛

骨盆的歪斜、松弛平时不易察觉。
在这里，将举出日常生活中能够自我检测的项目，只要有1项符合，就可能有骨盆歪斜、松弛的问题。

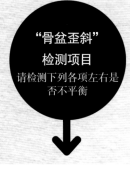

"骨盆歪斜"检测项目

请检测下列各项左右是否不平衡

1 腿伸直时左右脚长度不一。

2 鞋底的磨损不均。

3 左右肩膀的高度不同。

4 骨盆（腰）的高度不同。

5 抱着双膝时，膝关节的中心点不在身体的中央。

6 抱着双膝时，左右膝关节的高度不同。

7 仰卧时，脚尖的角度左右不等。

8 穿着服装时，左右有一方容易移位（像是穿裙子时，裙子老往某个方向转）。

9 双手举起时，左右高度不同。

10 坐着将脚掌合并时，左右膝关节的高度不同。

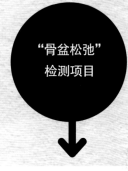

"骨盆松弛"检测项目

1 咳嗽、打喷嚏时会尿失禁。

2 笑的时候会尿失禁。

3 提重物、跑步时会尿失禁。

4 有过没有尿意却尿失禁的经验。

5 因担心尿失禁而避免进行运动。

6 曾有分娩经历。

7 产后曾有尿失禁的经历。

8 即将停经。

9 容易便秘。

10 体型肥胖。

第1章 骨盆的构造

第2章 骨盆周围的肌肉

第3章 骨盆的运动

第4章 关于骨盆常见的疑问与误解

第5章 利用骨盆调整运动改善骨盆歪斜与松弛

第6章 通过骨盆调整运动改善身体不适

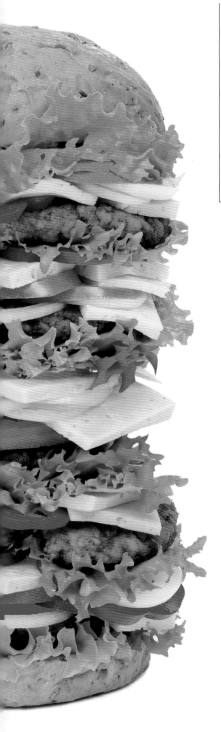

只要矫正骨盆的歪斜，代谢就会提高，而且还能控制过盛的食欲？

"只要矫正了骨盆，一切都会改善"，这样的想法太过武断

我们将骨盆、代谢、食欲分开来考虑。

首先，若骨盆歪斜，就会直接带给身体各种不适的症状，可能会产生骨骼、肌肉的疼痛或僵硬，也可能造成血液循环不畅。这样一来，代谢就会下降，内脏、自主神经等也会跟着无法正常工作，不过这并不表示代谢会在短期内下降。

其次，食欲方面，过盛的食欲与骨盆的歪斜之间或许有所关联，不过目前并没有任何证据证明。即便是骨盆歪斜会影响食欲，但有些人只要肠胃不舒服、少吃就会瘦下来，也有些人是因为身体能量不足导致食欲旺盛，最后发胖的。

骨盆歪斜的状况解决后，脑部的压力也会减轻，身体会逐渐恢复正常的功能，但这并不代表能够控制食欲过盛等问题。

第 **5** 章

利用骨盆调整运动改善骨盆歪斜与松弛

骨盆是身体的基座，附着在骨盆上的肌肉若是无法正常工作，就会导致骨盆歪斜、松弛，造成骨盆的整体功能下降。调整骨盆肌肉的平衡是解决骨盆问题的方法之一。

※骨盆之所以会歪斜、松弛，是因为站立时，骨盆周围那些负责维持姿势的肌肉紧绷，肌肉力量不平衡，导致身体前后左右看起来不平衡。实际上，骨盆本身并不会歪斜，也不会松弛。若身体不自然地紧绷、松弛，力量的传导就会变差，导致骨盆支撑体重的功能下降。

※肌肉的运动，除了肌肉本身以外，还包含了周围的结缔组织（筋膜、肌腱、关节囊、韧带、结缔组织）。结缔组织为脉管（动脉、静脉、淋巴管）、神经等的通道，而脉管能让体液循环。其实应该更深入地细分探讨结缔组织才对，不过本书为了方便，所以在这个章节中，把结缔组织包含在肌肉的运动中一起讨论。

※文中介绍的运动，请务必左右两侧都进行。

放松运动

髋关节
背面与体侧
骨盆

改善骨盆歪斜

强化运动

腰背部肌肉　　外旋肌
腹肌　　　　　内收肌
体侧肌肉　　　外展肌
髂腰肌

伸展运动

腰部　　　　　外旋肌
髂腰肌　　　　腘绳肌
体侧　　　　　髋关节周围的
外展肌　　　　其他肌肉
体侧外展肌　　强化与伸
的复合运动　　展综合运动

何谓骨盆调整运动

　　骨盆调整运动的首要目标，就是让骨盆肌肉恢复柔软度，并且提高收缩力，进而消除引发各种不适症状的骨盆歪斜与松弛。

　　不只是骨盆周围的肌肉，所有的肌肉都需要恢复到初始状态，才能够更好地完成动作；肌肉衰弱无法充分收缩，或是僵化而失去伸缩性，除了肌肉本身无法适当动作外，也会影响其他一起联合动作的肌肉，引发骨盆歪斜。为了避免出现这样的状况，通过运动强化变弱的肌肉、放松僵硬的肌肉，并利用伸展让肌肉恢复原有的柔软度，是非常重要的目标。

第1章 骨盆的构造

第2章 骨盆周围的肌肉

第3章 骨盆的运动

第4章 关于骨盆常见的疑问与误解

第5章 利用骨盆调整运动改善骨盆歪斜与松弛

第6章 通过骨盆调整运动改善身体不适

改善骨盆松弛

盆底运动

亲身感受盆底的动作
利用健身球感受盆底的动作
与呼吸律动一起感受盆底的动作

骨盆歪斜、松弛问题是如何造成的?

是肌肉本身弱化失去功能,还是肌肉僵化而导致动作不顺畅,抑或是两个问题都有?因为很难明确界定,因此,后面章节中介绍的运动,都是能够综合性调整功能(肌力、持久力、柔软度)的运动。

改善骨盆歪斜的运动

关于改善骨盆歪斜的运动,分成放松、强化、伸展3个部分来介绍。

· 放松

借由摇摆、甩动、摩擦等动作,缓和过度紧绷的肌肉,让肌肉能够恢复到初始状态。这些动作能够促进血液循环,并且提升肌肉的温度,所以,建议在其他运动开始前先进行放松,提升运动的整体效果。

· 强化

强化运动能够提高肌肉的收缩力;若是肌肉收缩力下降,就会开始衰退,所以,让肌肉回到适当的收缩状态,才能够在需要时发挥应有的功能。强化运动中,会重复进行用力的动作,以提升肌肉的收缩力。

· 伸展

凝滞、僵硬的肌肉会失去伸缩性,而进行伸展运动能够让肌肉恢复原有的柔韧度。运动时,让肌肉的起点、止点拉开距离,伸展10~15秒,以帮助肌肉恢复原有的柔韧度,同时也能帮助肌肉的血流回到正常的状态。

改善骨盆松弛的运动

这是针对盆底肌特别打造的运动,能够改善骨盆松弛的问题。

盆底肌与其他肌肉不同,无法通过关节运动来进行锻炼;此外,随着年龄的增长,盆底肌会逐渐失去弹力,变得松弛,而且女性分娩时还会使盆底肌承受极大的负荷,使松弛问题变得更加严重。

改善骨盆歪斜的运动

骨盆前倾型

这种类型又可细分为"过度前凸后翘（臀部凸出、胸部如鸡胸般凸出）体型"以及"产后、年龄增长体型"两种。

过度前凸后翘体型

特征在于胸部、臀部凸出，乍看之下似乎姿势良好，但其实腹肌处于较弱的状态，骨盆也严重前倾。这种类型的人做向后弯腰的动作时会有不适感，容易有腰痛问题。

产后、年龄增长体型

这种体型的人，因分娩、年龄增长，导致腹肌容易极度衰弱。腹肌力量一弱，小腹就会凸出，为了掩饰小腹，就很容易出现驼背。另外，这种体型的另一个特征，是膝关节会朝外。

骨盆前倾——臀部凸出、胸部如鸡胸般向前凸出体型

 肌肉状态 → 腹肌▶弱　　臀部肌肉和腘绳肌▶弱
髂腰肌▶硬　　腰部▶硬

 运动目的 → 小腹凸出，是腹横肌弱而造成腹部无法向内收缩所致。腹横肌是对腹部施加压力的肌肉，可增强腹压，有利于骨盆恢复正常的位置。另外，除了腹肌弱以外，这种类型的人臀部肌肉、腘绳肌也较弱，所以必须一起强化。造成骨盆前倾的原因，一般认为可能是髂腰肌僵硬、持续处于收缩状态，或是腰部持续紧绷收缩，因此，务必进行髂腰肌、腰部的放松与伸展。

 运动清单 → 放松▶髋关节、背面与体侧、骨盆　　强化▶腹肌
伸展▶腰部、髂腰肌

骨盆前倾——产后、年龄增长体型

 肌肉状态 → 腹肌▶弱　　髂腰肌▶弱
腰部▶硬　　腘绳肌▶硬

运动目的 → 这种类型的人与上一个类型的人一样，腹部凸出，所以必须强化腹肌，让骨盆能够保持原本的竖立状态。这种体型的人，因为腹部凸出，所以往往会利用驼背来掩饰，导致从背部到脚底（背面全体）都维持紧绷状态，所以必须放松、伸展背面，让这些地方恢复柔软度。此外，强化髂腰肌能够帮助骨盆维持稳定、不再倾斜。

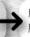 **运动清单** → 放松▶髋关节、背面与体侧、骨盆　　强化▶腹肌、髂腰肌
伸展▶腰部、髂腰肌

进行骨盆歪斜改善运动，可以消除歪斜的状态，配合骨盆动作的方式，下面将根据状况分成骨盆前倾、后倾、左右高度有差异、脊柱回旋、髋关节回旋5种类型来介绍。当然，造成骨盆歪斜的原因不一定只有一种，有时候一个人也可能同时有多种问题，所以，请选择你认为最符合自身状况的类型即可。另外，如果无法判断自己属于哪种类型，建议咨询专业运动教练、康复师等专家，找出自己的类型。

骨盆后倾型

这个类型的代表为"驼背、垂臀型"。

这种类型的人因为腘绳肌的紧张度高，臀部肌肉衰弱，骨盆处于向后方下沉的状态，导致外观上看起来有臀部下垂的感觉；而上半身为了维持前后平衡，会产生驼背状况。年龄的增长也容易导致这种体型。

骨盆后倾——驼背、垂臀型

肌肉状态 →
腹肌▶弱
髂腰肌▶弱
腰背部肌肉▶弱
腘绳肌▶硬
骨盆没有自然倾斜的状况。

运动目的 →
骨盆之所以会向后倾斜，多半是因为腘绳肌僵硬拉扯造成的，所以，必须放松、伸展腘绳肌。另外，腰背部肌肉（竖脊肌的下部）、髂腰肌与腹肌弱化，也会导致骨盆向后倾斜。运动时，要多方面顾及，各自进行强化运动。

运动清单 →
放松▶髋关节、背面与体侧、骨盆
强化▶腰背部、腹肌、髂腰肌
伸展▶腘绳肌

第1章 骨盆的构造

第2章 骨盆周围的肌肉

第3章 骨盆的运动

第4章 关于骨盆常见的疑问与误解

第5章 利用骨盆调整运动改善骨盆歪斜与松弛

第6章 通过骨盆调整运动改善身体不适

骨盆上下型

从正面观察这种类型的人时，会发现他的左右骨盆（髂嵴）高度不同，因此，又可称之为"左右差异体型"。

当人体的单侧骨盆偏上而导致另一侧骨盆下沉时，就会产生这种骨盆出现左右高低差的体型。导致骨盆出现左右高低差的原因可分为2种：第一种是因为单侧腰部、腹部肌肉过度紧绷，使得该侧骨盆向上偏，所以另一侧骨盆就会跟着向下降；另一种则是因为单侧的外展肌紧绷程度强，导致该侧骨盆向下偏斜，使得另一侧骨盆向上抬起。

当上方的腰方肌、腹前外侧壁肌，下方的外展肌的左右紧绷（收缩）程度产生差异时，都会造成骨盆单向往上翘高或向下偏斜。

骨盆上下——左右差异体型

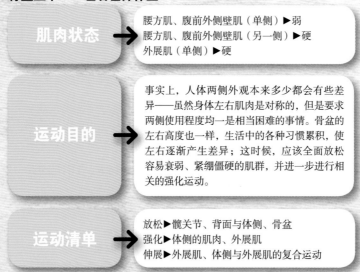

肌肉状态	腰方肌、腹前外侧壁肌（单侧）▶弱 腰方肌、腹前外侧壁肌（另一侧）▶硬 外展肌（单侧）▶硬
运动目的	事实上，人体两侧外观本来多少都会有些差异——虽然身体左右肌肉是对称的，但是要求两侧使用程度均一是相当困难的事情。骨盆的左右高度也一样，生活中的各种习惯累积，使左右逐渐产生差异；这时候，应该全面放松容易衰弱、紧绷僵硬的肌群，并进一步进行相关的强化运动。
运动清单	放松▶髋关节、背面与体侧、骨盆 强化▶体侧的肌肉、外展肌 伸展▶外展肌、体侧与外展肌的复合运动

脊柱回旋型

　　偏转体型就是这一类型骨盆问题的代表，就外观上来说，这种类型的人的脸部、肚脐会向同一个方向偏转。一般认为，腹外斜肌、腰部肌肉的左右伸缩性有所差异，都有可能造成这种体型。

脊柱回旋——偏转体型

肌肉状态	➡	腹内、腹外斜肌▶左右的伸展度有差异 腰大肌▶左右的伸展度有差异 腰部▶硬
运动目的	➡	骨盆为了完成日常生活的各种动作（如步行等），时常产生回旋，而这时脊柱就会产生一股与骨盆方向相反的力量。当骨盆回旋时，主要是腰大肌的收缩，还有其他脊柱周围肌肉也会一起帮助动作完成；另外，脊柱产生回旋时，位于脊柱深层的多处细小肌肉也会跟着动作，所以训练时，要认真地运动这些肌肉。
运动清单	➡	放松▶髋关节、背面与体侧、骨盆 强化▶腰背部、腹肌 伸展▶腰部

第1章　骨盆的构造

第2章　骨盆周围的肌肉

第3章　骨盆的运动

第4章　关于骨盆常见的疑问与误解

第5章　利用骨盆调整运动改善骨盆歪斜与松弛

第6章　通过骨盆调整运动改善身体不适

髋关节回旋型

O形腿或X形腿（内八字），就是髋关节回旋型的代表，这种类型的人，有外旋（O形腿）或内旋（X形腿）的问题。

当髋关节的内收、外展以及内旋、外旋肌肉的伸展度不平衡，就会造成髋关节回旋体型。当外展肌、外旋肌僵硬，或是内收肌较弱，膝关节就会往外凸出，产生O形腿；而内收肌僵硬，或者是外旋肌衰弱，膝关节则会向内偏导致X形腿。

髋关节回旋——O形腿、X形腿

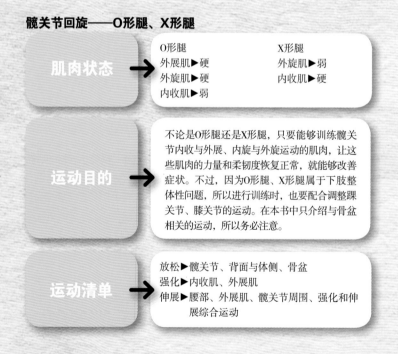

肌肉状态 ➤	O形腿 外展肌▶硬 外旋肌▶硬 内收肌▶弱	X形腿 外旋肌▶弱 内收肌▶硬

运动目的 ➤ 不论是O形腿还是X形腿，只要能够训练髋关节内收与外展、内旋与外旋运动的肌肉，让这些肌肉的力量和柔韧度恢复正常，就能够改善症状。不过，因为O形腿、X形腿属于下肢整体性问题，所以进行训练时，也要配合调整踝关节、膝关节的运动。在本书中只介绍与骨盆相关的运动，所以务必注意。

运动清单 ➤ 放松▶髋关节、背面与体侧、骨盆
强化▶内收肌、外展肌
伸展▶腰部、外展肌、髋关节周围、强化和伸展综合运动

改善骨盆歪斜

放松

- ·让日常生活中僵硬、处于紧绷状态的肌肉恢复到自然状态 **目的**
- ·促进血液循环，并增强神经反射

- ·尽可能以不用力的方式活动身体 **注意事项**

- ·3~5次 **次数**

A 放松髋关节

脚尖 "ByeBye"
摇摇脚
挥动膝关节
摇晃骨盆

B 放松背面与体侧

拍打腿部背面
拍打腰部
仰卧草裙舞

C 放松骨盆

坐骨踏步
抬起坐骨
抬起坐骨与坐骨踏步
抬起骶骨

放松髋关节

髋关节除了附着许多肌肉以外，周围还有许多大血管、淋巴结、淋巴管，促进通往骨盆的血液、淋巴流动，能够让肌肉的动作更加顺畅。

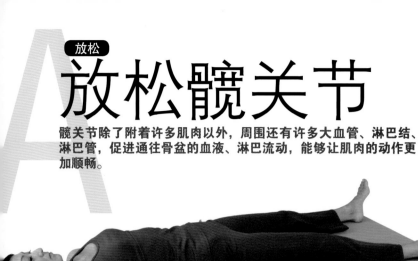

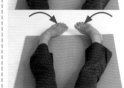

利用髋关节的力量，带动双脚向相反方向运动。

①仰卧，放松手、脚。双脚张开与骨盆同宽。

A-01
脚尖 "ByeBye"

提示
膝关节以下尽量不要用力，感觉都是利用髋关节带动脚尖进行动作。

②脚尖左右摆动，感觉像是在用脚尖说"ByeBye"一样。

刺激髋关节周围的肌肉，可以帮助促进周围的血液、淋巴流动。以仰卧的姿势进行，放松维持站姿的肌肉（抗重力肌），血液循环、淋巴流动也会比站着、坐着时更容易回流到心脏。

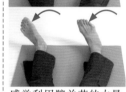

感觉利用髋关节的力量，带动双脚向相同方向运动。

这个运动借由刺激腓肠肌，促进小腿的血液循环。腓肠肌收缩有利于将下肢的静脉血送回心脏。把腿向上抬起摇动，能让小腿部的血液更容易回流至骨盆。

A-02
摇摇脚

提示
让脚跟保持在骨盆的正上方。

①从小腿部位到脚踝进行甩晃摇动，脚尽量不要用力。

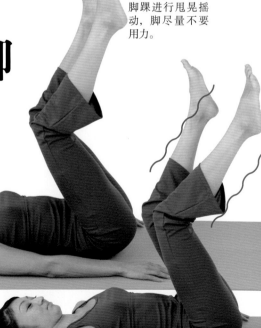

变式

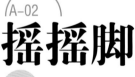

利用一侧脚的脚背轻轻敲打另一侧的小腿，更有利于促进血液循环。

②仰卧后，抬起双腿。膝关节轻轻放松。

第1章 骨盆的构造

第2章 骨盆周围的肌肉

第3章 骨盆的运动

第4章 关于骨盆常见的疑问与误解

第5章 利用骨盆调整运动改善骨盆歪斜与松弛

第6章 通过骨盆调整运动改善身体不适

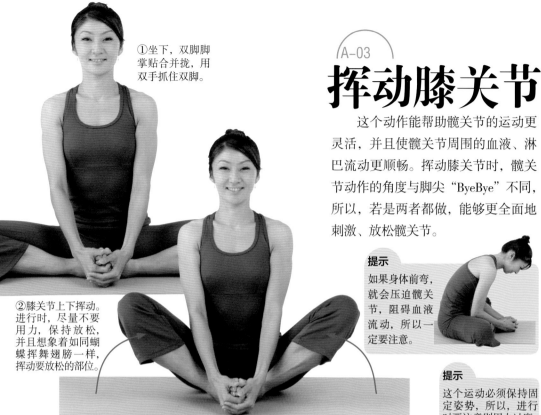

①坐下，双脚脚掌贴合并拢，用双手抓住双脚。

A-03
挥动膝关节

这个动作能帮助髋关节的运动更灵活，并且使髋关节周围的血液、淋巴流动更顺畅。挥动膝关节时，髋关节动作的角度与脚尖"ByeBye"不同，所以，若是两者都做，能够更全面地刺激、放松髋关节。

②膝关节上下挥动。进行时，尽量不要用力，保持放松，并且想象着如同蝴蝶挥舞翅膀一样，挥动要放松的部位。

提示
如果身体前弯，就会压迫髋关节，阻碍血液流动，所以一定要注意。

提示
这个运动必须保持固定姿势，所以，进行时要注意别用力过度。

A-04
摇晃骨盆

变式

采取四肢着地的爬行姿势，左右晃动骨盆。这个动作能够在不施加腹压的情况下轻微微帮助内脏活动，因此也很适合孕妇。

摇晃骨盆能够刺激盆腔内脏（肠道、膀胱、子宫等），而且能够活化通往神经系统、脏器的血流。

①坐下，双脚脚掌贴合并拢，用双手抓住双脚。让骨盆保持直立，与地面垂直。

②模仿不倒翁，将重心集中在一个点上，然后左右摇晃骨盆。当一侧膝关节触地后，就马上反弹向另一侧摇动。腰部保持柔软、左右晃动，保持身体平衡。

放松背面与体侧

为了要保持姿势，背面与体侧随时随地都在动作，持续收缩。
通过放松、舒缓这些紧绷的部位，让它们恢复到原有的自然状态。

B-01
拍打腿部背面

Ⅰ 以平放腿部的姿势进行

这个运动能让站立时一直保持紧绷的腿部背面肌肉放松。腿部背面即使伸展也难以放松，所以，必须借由拍打等外在刺激来帮助它舒缓。

变式
膝关节不容易伸直的人，可以在膝关节下方垫块毛巾，帮助膝关节伸直。

①在瑜伽垫（或柔软的垫子）上仰卧，将膝关节弯曲抬高（高度约等同一个拳头）。

②伸展放松膝关节，让腿部背面全体拍打到地面；同时，另一侧膝关节弯曲抬起。依照这个韵律左右交互拍打腿部背面。

提示
若是让腿部背面的膝关节用力，就难以得到放松效果，所以，抬起膝关节时，高度不要太高。

Ⅱ 以抬起腿部的姿势进行

这个运动与Ⅰ一样，能放松腿部背面的肌肉。运动时要抬起腿，因此较Ⅰ更为困难，适合动作熟练的人。抬起整条大腿，再落下拍打敲击地面，能够刺激腿部背面。

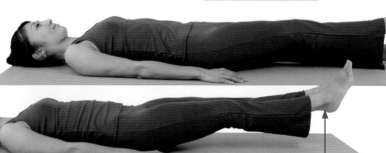

提示
让腿落下时，尽可能地放松。若是心里想着要控制腿部，就会不自觉地增加力道，所以要注意。

①在瑜伽垫（或柔软的垫子）上仰卧，先将一侧腿部抬起离地，再仿照同样动作抬起另一条腿，让双腿维持在15cm以内的高度并拢。膝关节可以伸直或稍弯曲。

变式
如果伸直膝关节不舒服，也可以弯曲膝关节进行。

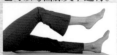

②吐气的同时，让整个腿部"砰"地向地面落下。落下时，腿部不要用力。

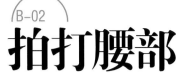

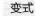

拍打腰部

这个运动能够帮助放松腰部、背部肌肉。腰部、背部的肌群平时工作量大，因此，常常维持在紧绷的状态下。利用外在的刺激，可以帮助放松这些部位。

变式

向后弯腰会感到不适的人，可以屈膝。

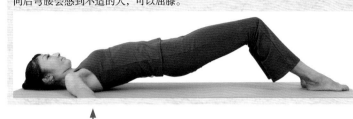

①在瑜伽垫（或柔软的垫子）上仰卧，一边吸气，一边缓缓地抬起腰部。抬起到不能抬起的位置后，稍微闭气停止呼吸。

②像是在叹息般地徐徐吐气，一边让腰部落下。仰卧着进行一次呼吸后，再继续重复进行运动。

仰卧草裙舞

这个动作通过左右交互压低骨盆，运动身体侧面的肌肉。仰卧进行，身体侧面不会受到重力影响，因此，不会对腰部造成负担。

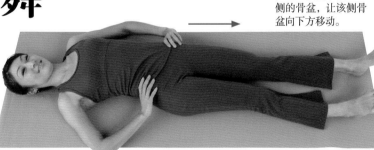

①双脚打开，与骨盆同宽，双手放在髂骨位置上。用手推压一侧的骨盆，让该侧骨盆向下方移动。

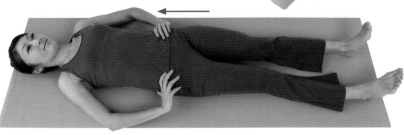

提示
只要利用手的力量向下压骨盆即可，不需要太大的移动。

②接着用另一侧手推压另一侧骨盆。左右交互进行，让骨盆反复上下移动。

B-02

B-03

第1章 骨盆的构造

第2章 骨盆周围的肌肉

第3章 骨盆的运动

第4章 关于骨盆常见的疑问与误解

第5章 利用骨盆调整运动改善骨盆歪斜与松弛

第6章 通过骨盆调整运动改善身体不适

放松骨盆

坐着时,若能让体重置于坐骨结节上,就能够帮助伸直背部,
让骨盆处于正确的位置。
下面就通过运动,让身体记住骨盆的正确位置吧!

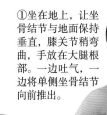

①坐在地上,让坐骨结节与地面保持垂直,膝关节稍弯曲,手放在大腿根部。一边吐气,一边将单侧坐骨结节向前推出。

C-01
坐骨踏步

通过坐骨踏步的动作,帮助身体记住骨盆的正确位置与正确的活动方法。

提示
进行时,想象着坐骨结节贴合地面,每次向前1~2cm。要注意的是,移动时,腰部的高度不要改变。

注意!
前进时上半身容易向前倾倒。要在维持正确姿势的前提下,徐徐进行坐骨踏步。

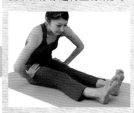

②接着把另一侧坐骨结节向前推出。按照此步骤,左右交互推出坐骨结节。

提示
下腹部用力,一边施加腹压一边进行,可以使腿部更容易向前。

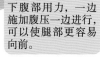

C-02
抬起坐骨

运动时,把坐骨结节抬起离开地面;通过这样的动作,可以帮助我们记住当骨盆位于正确位置时,应该怎么使用腹前外侧壁的肌肉和腰方肌,提高我们对于肌肉的注意力。

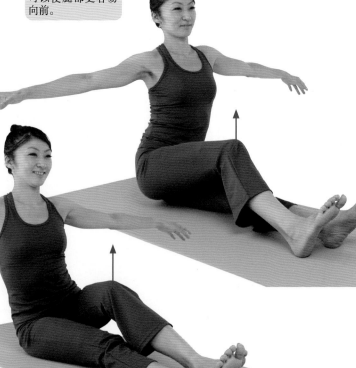

坐在地板上,让坐骨结节与地面保持垂直,接着把左右的坐骨结节交互抬起。双手横向平举,保持肩膀高度不变,只让腰部以下进行动作,同时脚尖自然向上即可。运动时,膝关节稍弯曲也无妨。

第1章 骨盆的构造

第2章 骨盆周围的肌肉

第3章 骨盆的运动

第4章 关于骨盆常见的疑问与误解

第5章 利用骨盆调整运动改善骨盆歪斜与松弛

第6章 通过骨盆调整运动改善身体不适

C-03

抬起坐骨与坐骨踏步

让坐骨结节保持离地抬起的状态，进行坐骨踏步。这个运动可以帮助舒缓腹斜肌、腰方肌。

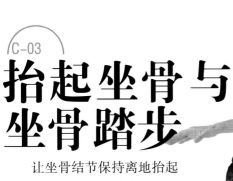

提示
肩膀高度保持不变，只移动腰部进行运动。

提起腰部，一边向前推出坐骨结节，一边让整个身体前进。一开始时可能会不自觉地用力，多练习就能渐渐抓住不用力的诀窍，正确地完成动作。

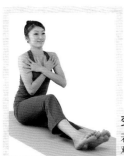

变式
若是双手横向平举运动有困难，也可以把手交叉在胸前。

C-04

抬起骶骨

这个运动能够改善腰部和骶骨部位的肌肉僵硬。连接骶骨的肌肉硬化，或是这个部位的血液循环不畅，就容易产生疼痛不适的感觉。通过抬起双腿的动作，能够让腰部保持轻松，同时达到放松肌肉的效果。

提示
运动时，只让腰部本身轻微动作即可。若是上半身用力，骨盆就会无法放松，让整体动作目的变成训练肌肉。

提示
抬起骶骨时，注意别让膝关节向身体的方向弯倒。

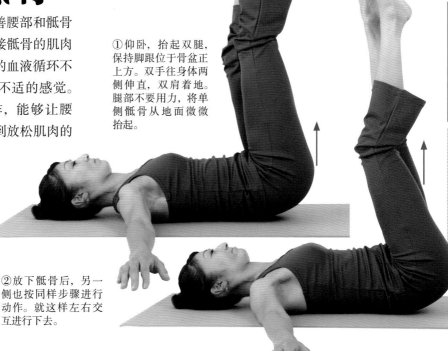

①仰卧，抬起双腿，保持脚跟位于骨盆正上方。双手往身体两侧伸直，双肩着地。腿部不要用力，将单侧骶骨从地面微微抬起。

②放下骶骨后，另一侧也按同样步骤进行动作。就这样左右交互进行下去。

105

即使没有骨盆歪斜的问题，多做骨盆调整运动对身体也有好处？

骨盆调整运动不仅能够矫正歪斜，通过这些运动，也能够检查骨盆的状况，所以，建议养成做骨盆运动的习惯。为了检视身体状况，开始就算只做一种也无妨。运动时，如果能够顺畅地动作当然好，而若是无法顺利进行，为了保险起见，更应该每天花些时间进行骨盆调整运动。只要能够轻松不费力地完成动作，就表示你的骨盆姿势没有问题。

调整姿势的运动和药物不同，不需要等到身体不舒服时才进行，只要每天踏实地做，那么不仅能够达到预防效果，收放自如地运动，还能够维持美丽的姿势，外观上也可以得到美化。

骨盆的肌肉，特别是盆底肌，会随着年龄的增长而渐渐产生各种问题，所以，为了维持身体功能，建议坚持不懈地做骨盆调整运动。

做运动而造成身体疼痛、不适，大多是因为运动过度。进行运动时，为了得到"我做到了"的成就感，或是想要做到自己满意的地步，往往就会过度运动，造成身体的负担，此时人们时常因为心理上觉得舒服，而忽略了自己其实已经运动过度这一点。在运动中应该改变自己的想法与意识，留意"应该停止"的时间点。就算只进行一个回合的运动，不论是正面或是负面的提醒，都应该告诉自己"很舒服了""做得很好"，然后结束运动，避免运动过度。在运动结束后，也别忘了补充水分，并且进行最后的整理运动。

改善骨盆歪斜

强化

·强化那些衰弱、无法发挥力量的肌肉 ·锻炼肌肉以帮助骨盆维持在正确的位置	**目的**
·运动时，要把注意力集中在训练的肌肉上 ·动作中要吐气，静止时则进行自然呼吸	**注意事项**
·3~5 次。姿势维持的时间为 5 秒，习惯后可以延长至 10 秒、15 秒	**次数**

D 强化腰背部肌肉

上半身后弯
背部伸直运动
背部伸直平衡

E 强化腹肌

轻松版仰卧起坐
维持线条运动
腹部平坦运动
腰部扭转运动

F 强化体侧肌肉

膝关节碰肘运动
骨盆侧抬运动

G 强化髂腰肌

单侧大腿抬起

H 强化外旋肌

踢脚跟运动

I 强化内收肌

夹毛巾运动
侧卧抬腿运动

J 强化外展肌

臀部侧抬运动（臀部曲线运动）

强化腰背部肌肉

这个单元的运动，能够强化竖脊肌群、腰背部肌肉。
锻炼时，也要交叉训练到担任拮抗肌的腹肌才有效。

提示
从胸部扩展的姿势
开始运动。如果背部
弯曲，会让背部肌肉
无法有效地运动。

D-01

上半身后弯

用"从竖脊肌
的下部向上部依次
收缩"的感觉，将
上半身向后弯曲。

① 俯卧，鼻尖碰地，双
手手肘弯曲，保持轻松
舒服的姿势。

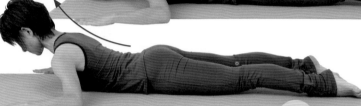

提示
腹部用力，能
让脊柱后弯的
姿势维持稳定。

② 想象着从骨盆向头部弯曲脊柱，
一直到胸口部位都保持抬起。维持
这个姿势5秒后，慢慢回到原本的
姿势。

提示
恢复原本姿势时，最后要让鼻尖着
地。如果抬起下巴或是头部后仰，
都会让背部肌肉不易运动。

变式
双手离地向前伸展，能够增加强
化效果。

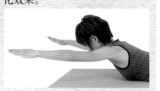

D-02

背部伸直运动

站立时，腹肌会协助背部肌肉动
作，维持姿势。进行这个运动，可以
一边感觉背部负重的位置相对的腹
肌也会共同运动，一边进行背部肌肉
强化。

变式

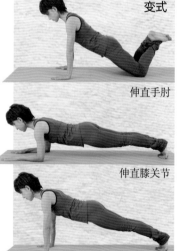

伸直手肘

① 俯卧，鼻尖碰地，双膝以直角方式弯曲后交叉。腹部轻轻用力，
将肚脐抬起离开地面。

伸直膝关节

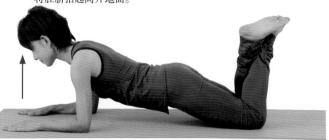

② 吐气的同时，用手肘推地面，抬起身体。从头部到骨盆位置保持
一条直线，维持这个状态5秒。接着吐气，慢慢回到原本的姿势。

伸直手肘与膝关节

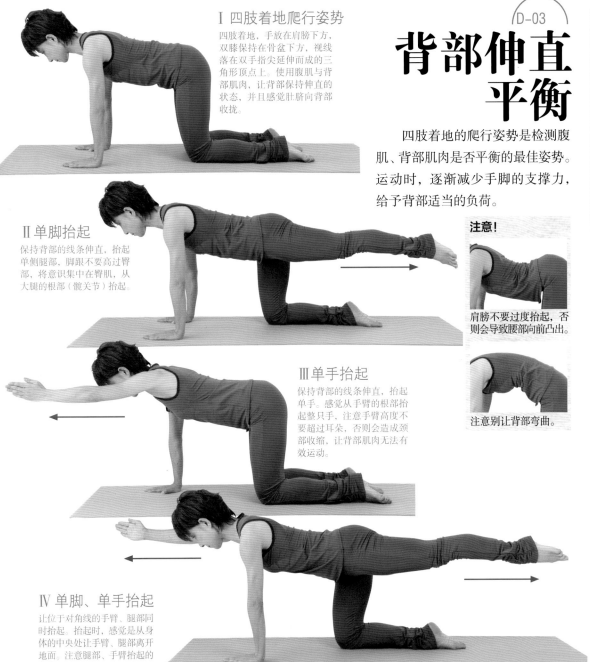

D-03

第1章 骨盆的构造

第2章 骨盆周围的肌肉

第3章 骨盆的运动

第4章 关于骨盆常见的疑问与误解

第5章 利用骨盆调整运动改善骨盆歪斜与松弛

第6章 通过骨盆调整运动改善身体不适

背部伸直平衡

　　四肢着地的爬行姿势是检测腹肌、背部肌肉是否平衡的最佳姿势。运动时，逐渐减少手脚的支撑力，给予背部适当的负荷。

Ⅰ 四肢着地爬行姿势

四肢着地，手放在肩膀下方，双膝保持在骨盆下方，视线落在双手指尖延伸而成的三角形顶点上。使用腹肌与背部肌肉，让背部保持伸直的状态，并且感觉肚脐向背部收拢。

Ⅱ 单脚抬起

保持背部的线条伸直，抬起单侧腿部，脚跟不要高过臀部，将意识集中在臀肌，从大腿的根部（髋关节）抬起。

Ⅲ 单手抬起

保持背部的线条伸直，抬起单手。感觉从手臂的根部抬起整只手，注意手臂高度不要超过耳朵，否则会造成颈部收缩，让背部肌肉无法有效运动。

Ⅳ 单脚、单手抬起

让位于对角线的手臂、腿部同时抬起。抬起时，感觉是从身体的中央处让手臂、腿部离开地面。注意腿部、手臂抬起的高度。

注意！

肩膀不要过度抬起，否则会导致腰部向前凸出。

注意别让背部弯曲。

变式

单手向斜前方（约45°）抬起。

单腿向斜后方（约45°）抬起。

位于对角线的腿与手臂同时向斜方抬起。手臂、腿部打开的角度要以身体中央为准，让两者维持在差不多的角度上。

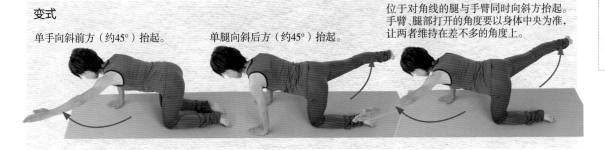

强化腹肌

通过这些运动，能够预防、改善腹肌弱化，避免骨盆歪斜。利用垫子等辅助工具，能够更有效率地刺激腹肌。

E-01

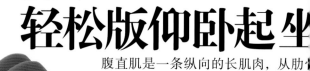

轻松版仰卧起坐

腹直肌是一条纵向的长肌肉，从肋骨连接至骨盆。本运动利用辅助工具，让躯干能更容易地向上抬起。

Ⅰ 运用垫子辅助

腹肌无力、觉得仰卧起坐很困难的人、肩膀僵硬的人，都可以利用这个方式锻炼腹肌。

①上半身到头部完全平放在垫子上，让垫子能够大范围地支撑头部到整个背部；双手抓住垫子的边角位置。

②一边用手拉起垫子边角，一边用手臂的力量抬起上半身。注意头部、颈部不要用力，将意识集中在腹部，对腹肌进行强化。

Ⅱ 运用枕头辅助

在习惯收缩腹肌后，可进一步用枕头来支撑上半身。与用垫子相比，用枕头支撑还能运动到上腹部和颈部的肌肉。

①仰卧，头部下方垫一个枕头。双手抓住枕头两侧。

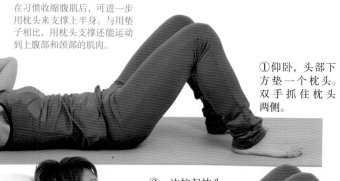

②一边拉起枕头两侧，一边抬起上半身。

提示
把头部的重量放在枕头上，抬起上半身。运动时，下颌与颈部保持约可放入1个拳头的空间，视线朝向斜上方。

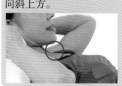

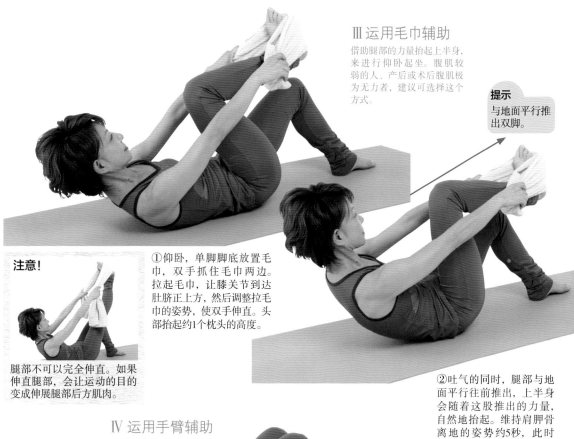

Ⅲ 运用毛巾辅助

借助腿部的力量抬起上半身，来进行仰卧起坐。腹肌较弱的人、产后或术后腹肌极为无力者，建议可选择这个方式。

提示
与地面平行推出双脚。

①仰卧，单脚脚底放置毛巾，双手抓住毛巾两边。拉起毛巾，让膝关节到达肚脐正上方，然后调整拉毛巾的姿势，使双手伸直。头部抬起约1个枕头的高度。

注意！

腿部不可以完全伸直。如果伸直腿部，会让运动的目的变成伸展腿部后方肌肉。

②吐气的同时，腿部与地面平行往前推出，上半身会随着这股推出的力量，自然地抬起。维持肩胛骨离地的姿势约5秒，此时脚继续推着毛巾。习惯后，保持姿势的时间延长至10秒、15秒。

Ⅳ 运用手臂辅助

如果学会Ⅰ~Ⅲ后，接着就能挑战只利用手腕抬起上半身的腹部运动了。

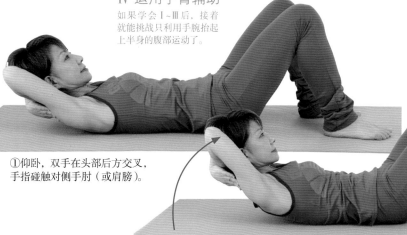

①仰卧，双手在头部后方交叉，手指碰触对侧手肘（或肩膀）。

②保持头部、颈部放在手臂上的状态，让肩胛骨抬起离地。

变式

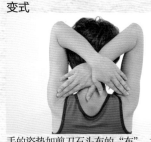

手的姿势如剪刀石头布的"布"，放在肩膀上。

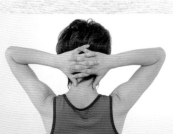

交叉手指，将手掌置于头部后方。

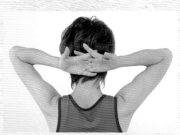

交叉手指，将手背置于头部后方。

第1章 骨盆的构造

第2章 骨盆周围的肌肉

第3章 骨盆的运动

第4章 关于骨盆常见的疑问与误解

第5章 利用骨盆调整运动改善骨盆歪斜与松弛

第6章 通过骨盆调整运动改善身体不适

维持线条运动

这个运动能够强化腹横肌。腹横肌可以施加腹压，帮助维持骨盆固定，并且让髋关节的动作更稳定。

Ⅰ 腿部抬起

站立时，腹压能够支撑体重，维持姿势。在这里，我们先从施加腹压开始训练。

提示
放在腰部下方的手不可以交叉或重叠，否则会增加高度，使腰部向后弯曲。

①仰卧在瑜伽垫（或是柔软的垫子）上，双膝稍弯曲。双手手掌向下，放在腰部下方。用手推压腰部，对腹部施压。

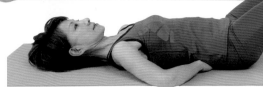

②保持施加腹压的状态，抬起双腿。抬起时，尽可能在腿部可承受的范围内，降低高度。如果伸直膝关节有困难，稍弯曲也无妨。另外，运动时脚跟一定要离开地面。

提示
通过抬起双腿对腹部施压，是这个运动的重点。

③一边吐气，一边"砰"地落下双腿。

变式

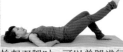

抬起双腿时，可以单腿进行完再抬起另一条腿，这样能减轻腰部的负担。

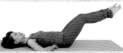

若伸直膝关节会造成腰部后弯，那可以弯曲膝关节进行。

Ⅱ 臀部抬起

这个运动可以强化腹横肌，还能够消除下腹部凸出的问题。抬起臀部时，会利用双手推压地面，因此，即使是初学者也能够做到。

①仰卧，双腿与地面垂直抬起，膝关节稍弯曲。手臂放在身体两侧，手掌朝下。

注意！
膝关节如果弯曲到胸部的前方，那么强化的部位就不是下腹部，所以要注意。运动时，记得保持腿部朝向天花板伸直。

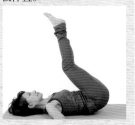

②运动时，下腹部用力，感觉骶骨离开地面。

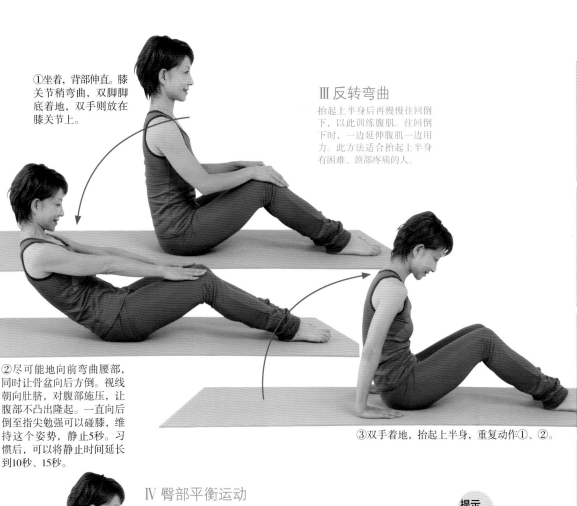

①坐着，背部伸直。膝关节稍弯曲，双脚脚底着地，双手则放在膝关节上。

Ⅲ 反转弯曲

抬起上半身后再慢慢往回倒下，以此训练腹肌。往回倒下时，一边延伸腹肌一边用力。此方法适合抬起上半身有困难、颈部疼痛的人。

②尽可能地向前弯曲腰部，同时让骨盆向后方倒。视线朝向肚脐，对腹部施压，让腹部不凸出隆起。一直向后倒至指尖勉强可以碰膝，维持这个姿势，静止5秒。习惯后，可以将静止时间延长到10秒、15秒。

③双手着地，抬起上半身，重复动作①、②。

Ⅳ 臀部平衡运动

比Ⅰ~Ⅲ强度更大的腹横肌运动。多加训练，让自己在这个运动状态下也能够持续对腹部施压。

提示
抬起腿部、手臂时，腹压容易放松，所以一定要注意。要一直施加腹压，保持腹部的平坦。

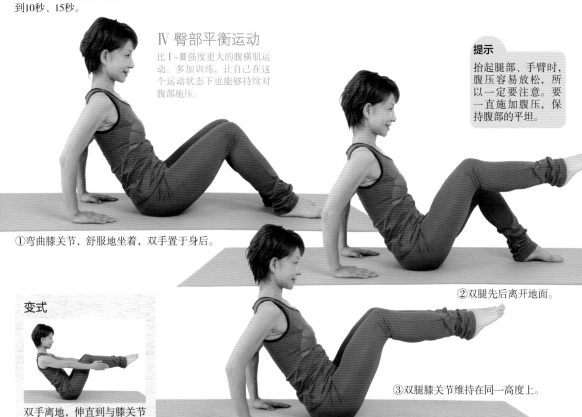

①弯曲膝关节，舒服地坐着，双手置于身后。

②双腿先后离开地面。

③双腿膝关节维持在同一高度上。

变式

双手离地，伸直到与膝关节一样的高度。

第1章 骨盆的构造

第2章 骨盆周围的肌肉

第3章 骨盆的运动

第4章 关于骨盆常见的疑问与误解

第5章 利用骨盆调整运动改善骨盆歪斜、松弛

第6章 通过骨盆调整运动改善身体不适

113

腹部平坦运动

这个运动能够帮助我们的身体记住"平时应该施加什么样的腹压才恰当"。

另外，骨盆前倾体型的人，通过对腹部施压，也可以帮助调整骨盆的位置。

I 四肢着地腹压运动

维持四肢着地的爬行姿势，然后只收紧腹部。运动时，不要抬起腰部，而是想象着腹部向身体中间凹进去。体会"腹横肌把内脏向上推压，压迫脊柱"的感觉。

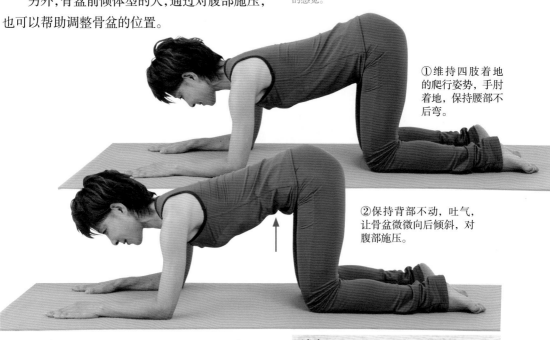

①维持四肢着地的爬行姿势，手肘着地，保持腰部不后弯。

②保持背部不动，吐气，让骨盆微微向后倾斜，对腹部施压。

注意！

背部不能弯曲，否则骨盆无法往后倾斜。

II 俯卧腹压运动

利用俯卧的姿势进行 I 的运动。对腹部施压时，将注意力集中在腹横肌。

①俯卧，让腹部全部接触地面，上半身放松。双腿并拢，脚尖着地。

②吐气时，用力让肋骨向内收合，同时耻骨推压地面，对腹部施压。维持这个姿势自然呼吸，并且持续对腹部施压5~10秒。

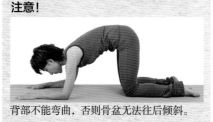

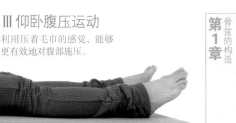

Ⅲ 仰卧腹压运动

利用压着毛巾的感觉，能够更有效地对腹部施压。

①仰卧，双腿张开（约可放入1个拳头的宽度），脚尖朝向天花板。在腰线的正下方放一条折叠的浴巾。

②吐气时，用力让肋骨向内收合，同时浴巾上方的腰部也向上推压，施加腹压。维持这个姿势自然呼吸，并且持续对腹部施压5~10秒。

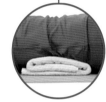

配合地板与腰部的空隙，将浴巾折叠成适当厚度。

提示
脚尖朝向天花板，能够帮助我们使用到腹横肌。

Ⅳ 站立腹压运动

也可以站立，背部贴着墙壁，进行Ⅲ的运动。

提示
脚尖笔直向前，臀部不要过度用力。

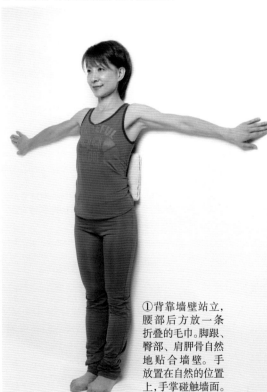

①背靠墙壁站立，腰部后方放一条折叠的毛巾。脚跟、臀部、肩胛骨自然地贴合墙壁。手放置在自然的位置上，手掌碰触墙面。

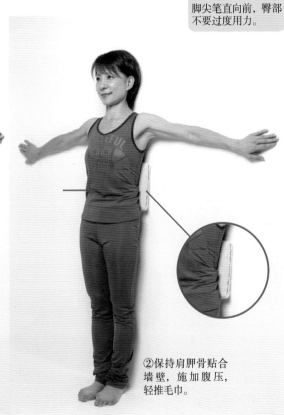

②保持肩胛骨贴合墙壁，施加腹压，轻推毛巾。

第1章 骨盆的构造

第2章 骨盆周围的肌肉

第3章 骨盆的运动

第4章 关于骨盆常见的疑问与误解

第5章 利用骨盆调整运动改善骨盆歪斜与松弛

第6章 通过骨盆调整运动改善身体不适

腰部扭转运动

日常生活中，我们几乎很少有意识地使用腹外斜肌，而若不强化这块肌肉，那么当必须使用到它时，就会使不上力。

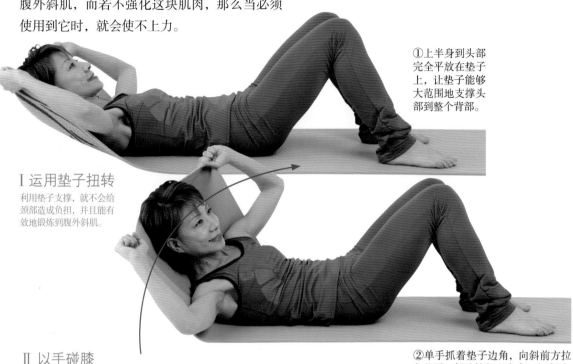

①上半身到头部完全平放在垫子上，让垫子能够大范围地支撑头部到整个背部。

I 运用垫子扭转

利用垫子支撑，就不会给颈部造成负担，并且能有效地锻炼到腹外斜肌。

II 以手碰膝

这是常见的锻炼腹外斜肌的运动。利用手肘当作支点，能够更稳定地进行运动。

②单手抓着垫子边角，向斜前方拉起垫子，帮助抬起上半身。起身时，用另一侧手肘当作支点，让上半身向斜的方向扭转。通过垫子的拉力，能够更轻松地抬起上半身。

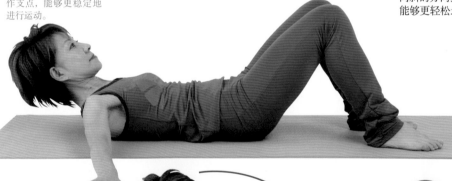

①仰卧，双膝立起。手臂向两侧伸直。

②以单侧手臂当作支点抬起上半身，同时另一侧手臂伸向对侧的膝关节处。

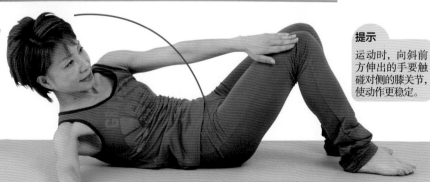

提示

运动时，向斜前方伸出的手要触碰对侧的膝关节，使动作更稳定。

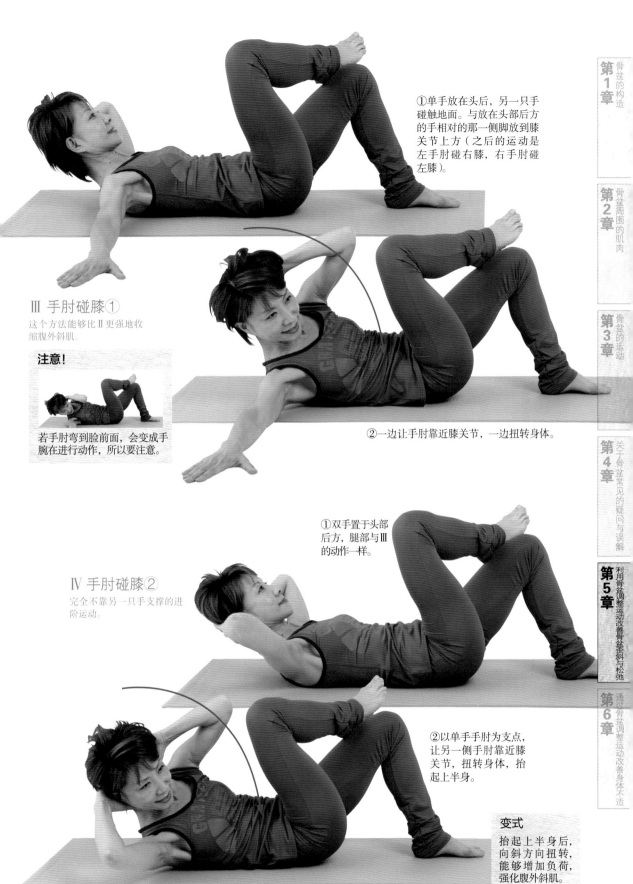

①单手放在头后，另一只手碰触地面。与放在头部后方的手相对的那一侧脚放到膝关节上方（之后的运动是左手肘碰右膝，右手肘碰左膝）。

Ⅲ 手肘碰膝①

这个方法能够比Ⅱ更强地收缩腹外斜肌。

注意！

若手肘弯到脸前面，会变成手腕在进行动作，所以要注意。

②一边让手肘靠近膝关节，一边扭转身体。

①双手置于头部后方，腿部与Ⅲ的动作一样。

Ⅳ 手肘碰膝②

完全不靠另一只手支撑的进阶运动。

②以单手手肘为支点，让另一侧手肘靠近膝关节，扭转身体，抬起上半身。

变式

抬起上半身后，向斜方向扭转，能够增加负荷，强化腹外斜肌。

第1章 骨盆的构造

第2章 骨盆周围的肌肉

第3章 骨盆的运动

第4章 关于骨盆常见的疑问与误解

第5章 利用骨盆调整运动改善骨盆歪斜与松弛

第6章 通过骨盆调整运动改善身体不适

强化体侧肌肉

下面的运动会利用收缩来强化体侧肌肉。

F-01

膝关节碰肘运动

膝关节从侧面横向抬起，能够比弯曲上半身更有效地收缩肌肉，因此，能获得更好的运动效果。

②身体向侧面弯倒，让膝关节接近手肘。用约3秒的时间抬起膝关节，再用3秒的时间维持膝关节碰肘的动作，最后以1秒的时间回到原来的预备动作。

①站在椅子旁边，单手碰触椅背。另一侧手则放在头部后方。

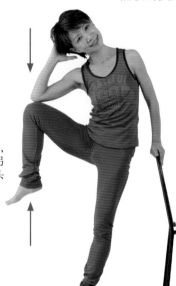

提示

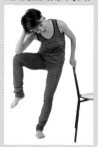

上半身不要向前倾，而要完全向侧面弯曲。

F-02

骨盆侧抬运动

以侧卧的姿势进行运动，强化体侧肌肉。这个动作可以锻炼靠近地面那一侧的肌肉。

变式

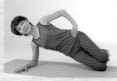

让双膝之间、肚脐、鼻、头顶整体连成一条直线，还能够同时训练到外展肌。

①手肘放在肩膀下方，上半身微微抬起预备。此时，腰部贴着地面，膝关节自然地向身体前方弯曲。

②维持肚脐朝前的姿势，慢慢地将骨盆从地面抬起，一直抬起到使头部至膝关节呈一直线。如果觉得很轻松，可以继续向上抬高。运动时，意识到靠近地面那一侧的肌肉收缩，注意手臂不要用力。

第1章 骨盆的构造

第2章 骨盆周围的肌肉

第3章 骨盆的运动

第4章 关于骨盆常见的疑问与误解

第5章 利用骨盆调整运动改善骨盆歪斜与松弛

第6章 通过骨盆调整运动改善身体不适

强化

强化髂腰肌

日常生活中，爬楼梯时必须用到髂腰肌帮助抬起腿部，这块肌肉是生活中做各种动作不可或缺的肌肉之一。

G-01

单侧大腿抬起

I 坐着进行

用坐着的姿势来锻炼髂腰肌。

①浅坐在椅子上，背部不要靠着椅背。腹部轻轻用力，手抓住椅面，帮助维持身体稳定。

②抬起脚底，让脚底离地20~30cm；这个动作，左右交互各进行10次左右。抬起单侧腿部时，注意不要让骨盆向左右方倾斜。

II 站着进行

用站着的姿势来锻炼髂腰肌。

①用手抓住椅子、桌子，保持站姿。用下腹部轻轻施予腹压。

②支撑脚踩紧地面，另一侧腿部抬起，让大腿与地面维持平行。

提示

比起抬起的腿，应该更加留意支撑脚。另外，如果腹部没有用力，髂腰肌就难以发挥力量，所以要注意。

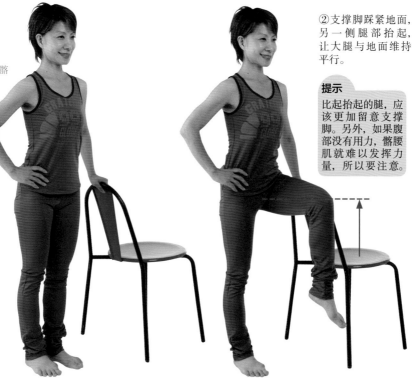

119

强化外旋肌

外旋肌能够帮助髋关节向外旋转。
下面介绍的运动会以站姿、俯卧、四肢着地等姿势
进行，每种姿势都要注意脚尖的方向。

H-01

踢脚跟运动

I 站立进行

这个动作可以帮助锻
炼外旋肌（使髋关节
外旋的肌肉）。

②感觉像是用脚跟向后踢一
样，把腿向后方抬起。抬起
后进行一次呼吸，接着缓缓
地把腿放下。

①站在椅子后方，手碰
椅背，脚尖向外侧张开，
双膝靠拢。

提示
腹部用力，腰部
不要向后方弯曲，
并且注意腿部不
要过度抬高。另
外，要保持肚脐
朝向前方。

II 俯卧进行

采取将重力放在腿部的姿
势，让腿部负担重量，锻
炼外旋肌。

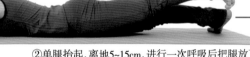

①俯卧，脚尖自然地往外张开，
伸直双腿。

②单腿抬起，离地5~15cm，进行一次呼吸后把腿放下。
运动时，要对腹部施加压力，不要让腰部过度后弯。

III 四肢着地进行

利用弯曲膝关节的姿势，锻
炼能让髋关节外旋的肌肉。

②单腿往外张开约30°，头部到腰部
保持一直线。腹部施压，腰部不要过
度后弯，肚脐朝向地面。呼吸一次后，
回到原本的姿势。

①四肢着地，双
手置于肩膀下方，
双膝则位于骨盆
下方。

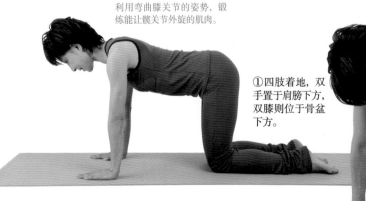

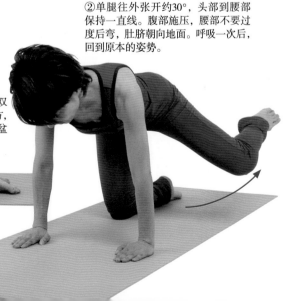

第1章 骨盆的构造

第2章 骨盆周围的肌肉

第3章 骨盆的运动

第4章 关于骨盆常见的疑问与误解

第5章 利用骨盆调整运动改善骨盆歪斜与松弛

第6章 通过骨盆调整运动改善身体不适

强化

强化内收肌

要保持日常各种姿势，内收肌的运动也是不可或缺的。日常生活中很少有意识地使用这些肌肉，而这些肌肉只要不使用，肌力就会快速衰退，所以一定要好好地锻炼强化。

I-01
夹毛巾运动

在双膝间夹着毛巾进行推压，帮助锻炼内收肌。

变式
习惯毛巾的重量后，可以增加夹的东西的重量（如改用稍厚的书本）。

变式
也可以利用仰卧的姿势挑战看看！

②单脚向前伸出，稍离地。不要让毛巾掉落，维持这个姿势5秒。习惯后，可以把静止的时间增加至10秒。伸直膝关节，还能够同时强化股四头肌。

①坐在椅子上，双膝间夹薄毛巾。夹住毛巾时，为了让膝关节靠近，内收肌会用力。

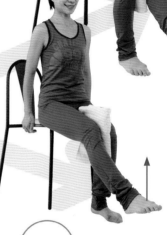

I 单腿

①侧卧，上方的手手掌着地，支撑身体。下方的腿笔直伸出，上方的腿膝关节稍弯曲。

②下方的腿从地面抬起，脚踝弯曲90°；从脚跟开始向上抬起，就能更确实地训练到内收肌。一开始可以先做5次，习惯后可增加至10次。

I-02
侧卧抬腿运动

侧卧时，让腿部整体负担重量，利用这股负荷就能够锻炼内收肌。

II 双腿

①侧卧，下方的手臂在头部下方伸直，上方的手手掌着地，支撑身体。双脚并拢伸直，脚踝弯曲。

②上方的腿抬高，双腿间呈30°~45°。

③下方的腿抬起，接近上方的腿。运动时，维持上方腿部的高度，只移动下方的腿。

变式
双脚向外张开，这个动作可以运动外旋肌。

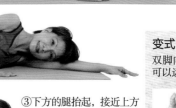
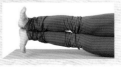

强化外展肌

外展肌是由臀中肌、臀大肌、阔筋膜张肌等肌肉所构成的肌群，进行腿部向外打开、走路时保持骨盆的位置等动作时，都会用到外展肌；若是外展肌衰弱、僵硬，就无法维持骨盆的稳定性。这个肌群的强度、柔软度都很重要，所以，训练时除了进行强化外，也别忘了伸展它们。

J-01

臀部侧抬运动（臀部曲线运动）

利用侧卧的姿势让腿部负担重量，通过抵抗重力，可以锻炼外展肌。

变式
靠近天花板的腿伸直，进行这个运动（此时靠近地面的膝关节继续保持弯曲也无妨）；抬起的那条腿伸长，可以让运动的强度增加。

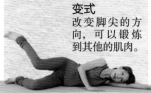

Ⅰ 侧卧进行

①侧卧，靠近地面的手臂伸直，支撑头部。靠近天花板的手手掌着地，支撑身体。膝关节稍弯曲，朝向前面，脚尖朝前。

变式
改变脚尖的方向，可以锻炼到其他的肌肉。

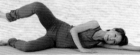

外展肌+内旋肌强化

外展肌+外旋肌强化

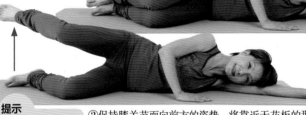

提示
脚尖与膝关节保持朝前，才能够准确地刺激到外展肌。

②保持膝关节面向前方的姿势，将靠近天花板的那一条腿举起，当举起角度（双腿根部之间的角度）到达30°~45°后，再慢慢恢复原来的姿势。若是张开角度超过45°，骨盆就会倾斜，使侧腹肌跟着动作，所以，要坚守45°以内的原则，才能够训练到外展肌。

变式
背部贴着墙壁，腿横向张开进行训练。脚跟贴着墙面，让腿的位置保持固定，能够更有效地锻炼臀中肌、臀小肌。

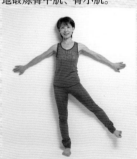

Ⅱ站立进行

手扶墙壁，保持身体的稳定，能够更有效地锻炼外展肌。

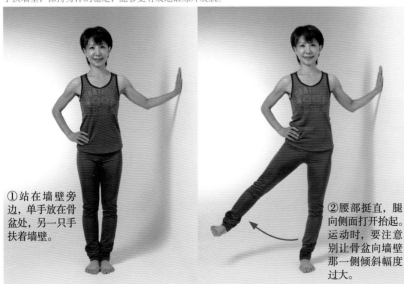

①站在墙壁旁边，单手放在骨盆处，另一只手扶着墙壁。

②腰部挺直，腿向侧面打开抬起。运动时，要注意别让骨盆向墙壁那一侧倾斜幅度过大。

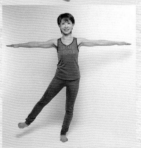

不倚靠任何东西，一边保持身体平衡一边张开腿部。腿横向张开时，体重会落到支撑腿，让张开的腿、支撑腿的髋关节周围肌肉同时得到锻炼。

改善骨盆歪斜
拉筋伸展

<table>
<tr><td>目的</td><td>·腰部、髋关节周围肌肉的可动性十分重要，
所以必须通过伸展恢复它们的弹性
·运动时，感受左右动作的顺畅度，检测、调整不平衡的状况</td></tr>
<tr><td>注意
事项</td><td>·不易伸展处请不要勉强用力进行
·勉强拉筋伸展，会对身体造成伤害，请务必避免
·运动时，务必采取舒适放松的姿势，从容易拉伸的那一侧开始做起；
觉得紧绷、不易伸展的那一侧可以稍微增加次数</td></tr>
<tr><td>次数</td><td>·3~5 次。姿势维持的时间为 5 秒，
习惯后可以延长至 10 秒、15 秒</td></tr>
</table>

K 腰部拉筋伸展
抱膝伸展
身体扭转

L 髂腰肌拉筋伸展
垫毛巾伸展
左右转动

M 体侧拉筋伸展
左右弯曲

N 外展肌拉筋伸展
腿部外侧伸展

**O 体侧与外旋肌的
复合拉筋伸展**
弓式
压膝

P 外旋肌拉筋伸展
拉拢双腿
压低上半身

Q 腘绳肌拉筋伸展
双腿伸直
腰骶伸展

**R 其他髋关节周围
肌肉的拉筋伸展**
打开髋关节（开脚伸展）

**S 强化与伸展
综合运动**
变形屈膝运动
骨盆旋转

腰部拉筋伸展

许多动作都需要用到腰部，因此，腰部更容易产生疲劳。
疲劳累积造成腰部肌肉僵硬后，就会导致骨盆歪斜，而且用力不当也会如水波纹般传达
到身体的其他部位；因此，一定要在疲劳蓄积前，伸展这些肌肉。

K-01

抱膝伸展

扭转腰部时，如果感觉到紧绷、
吃力，只要通过弯曲腰部，就能够
缓解腰部的紧绷。这个伸展不会对
腹部造成过度的压力，因此，孕妇、
肥胖者也能够安心进行。

变式
若是觉得腹部
压力负荷过大，
可以改为张开
膝关节进行。

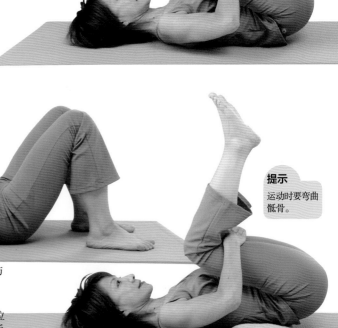

Ⅰ 仰卧进行

最简单的腰部拉筋伸展。

①仰卧，立起双膝。

②双手抱住膝关节后
方，将膝关节部位拉向
胸前，一直到感觉骶骨
离开地面为止，维持姿
势10~15秒。

Ⅱ 利用毛巾辅助进行

毛巾可以让骨盆微微后倾，若你的
骨盆问题属于前倾型，可以利用这
个方法，让骨盆保持在自然的姿势
下进行拉筋伸展。

提示
运动时要弯曲
骶骨。

①仰卧，把毛巾垫在地板与
腰部的缝隙间。

②双手抱住膝关节后方，将膝关节部位
拉向胸前。此时对腹部施加压力，把毛
巾向地板的方向推压，就能够伸展腰部
周围紧缩的部位。

Ⅲ 侧卧进行

若以仰卧的姿势进行伸展感到困难,可以换成侧卧的姿势。

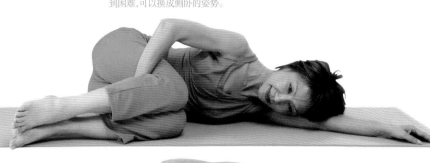

①侧卧,弯曲双膝,膝关节向胸前靠拢。靠近天花板那一侧的手抱膝,贴近地面的手伸直,枕着头部。

②伸直贴近地面的腿。腹部朝向斜下方,让腰部放松。

Ⅳ 俯卧进行

这个姿势可拉伸整个背部,舒缓背部肌肉的紧绷状态。

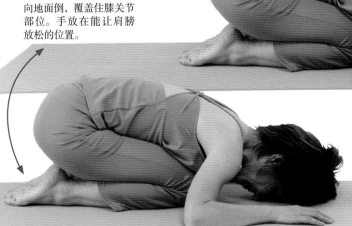

①采取跪坐姿势,上半身向地面倒,覆盖住膝关节部位。手放在能让肩膀放松的位置。

②舒适地伸展腰部与背部。此时若是左右移动臀部,可以伸展臀中肌、臀小肌(这些肌肉在站立时容易紧绷)。

第1章 骨盆的构造
第2章 骨盆周围的肌肉
第3章 骨盆的运动
第4章 关于骨盆常见的疑问与误解
第5章 利用骨盆调整运动改善骨盆歪斜与松弛
第6章 通过骨盆调整运动改善身体不适

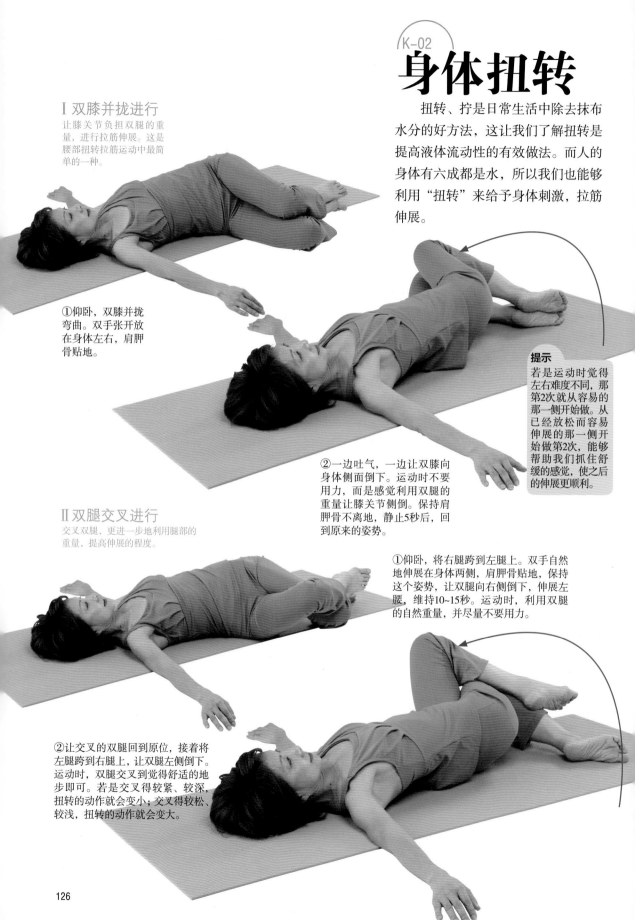

身体扭转

扭转、拧是日常生活中除去抹布水分的好方法，这让我们了解扭转是提高液体流动性的有效做法。而人的身体有六成都是水，所以我们也能够利用"扭转"来给予身体刺激，拉筋伸展。

Ⅰ 双膝并拢进行

让膝关节负担双腿的重量，进行拉筋伸展。这是腰部扭转拉筋运动中最简单的一种。

①仰卧，双膝并拢弯曲。双手张开放在身体左右，肩胛骨贴地。

②一边吐气，一边让双膝向身体侧面倒下。运动时不要用力，而是感觉利用双腿的重量让膝关节侧倒。保持肩胛骨不离地，静止5秒后，回到原来的姿势。

提示

若是运动时觉得左右难度不同，那第2次就从容易的那一侧开始做。从已经放松而容易伸展的那一侧开始做第2次，能够帮助我们抓住舒缓的感觉，使之后的伸展更顺利。

Ⅱ 双腿交叉进行

交叉双腿，更进一步地利用腿部的重量，提高伸展的程度。

①仰卧，将右腿跨到左腿上。双手自然地伸展在身体两侧，肩胛骨贴地，保持这个姿势，让双腿向右侧倒下，伸展左腰，维持10~15秒。运动时，利用双腿的自然重量，并尽量不要用力。

②让交叉的双腿回到原位，接着将左腿跨到右腿上，让双腿左侧倒下。运动时，双腿交叉到觉得舒适的地步即可。若是交叉得较紧、较深，扭转的动作就会变小；交叉得较松、较浅，扭转的动作就会变大。

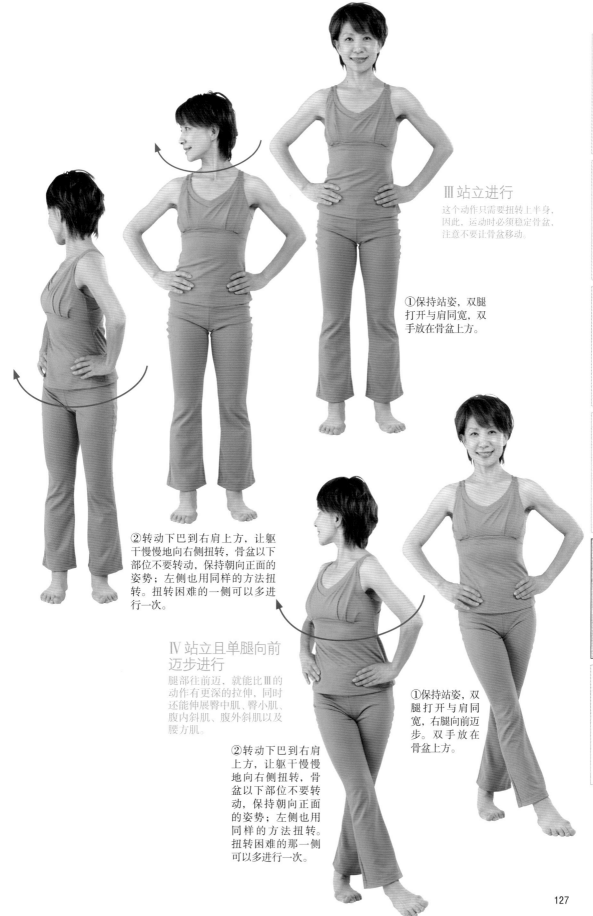

第1章 骨盆的构造

第2章 骨盆周围的肌肉

第3章 骨盆的运动

第4章 关于骨盆常见的疑问与误解

第5章 利用骨盆调整运动改善骨盆歪斜与松弛

第6章 通过骨盆调整运动改善身体不适

Ⅲ 站立进行

这个动作只需要扭转上半身，因此，运动时必须稳定骨盆，注意不要让骨盆移动。

①保持站姿，双腿打开与肩同宽，双手放在骨盆上方。

②转动下巴到右肩上方，让躯干慢慢地向右侧扭转，骨盆以下部位不要转动，保持朝向正面的姿势；左侧也用同样的方法扭转。扭转困难的一侧可以多进行一次。

Ⅳ 站立且单腿向前迈步进行

腿部往前迈，就能比Ⅲ的动作有更深的拉伸，同时还能伸展臀中肌、臀小肌、腹内斜肌、腹外斜肌以及腰方肌。

②转动下巴到右肩上方，让躯干慢慢地向右侧扭转，骨盆以下部位不要转动，保持朝向正面的姿势；左侧也用同样的方法扭转。扭转困难的那一侧可以多进行一次。

①保持站姿，双腿打开与肩同宽，右腿向前迈步。双手放在骨盆上方。

127

V 俯卧进行

这个运动可以大范围地伸展上半身。

① 俯卧，双腿张开与肩同宽。

② 右手从胸部下方伸到对侧。

提示
扭转时，保持双膝贴地。

③ 左手朝向天花板伸展，让上半身跟随左手扭转，骨盆以下则保持固定，贴紧地面；另一侧也用同样的方法运动。扭转困难的那一侧可以多进行一次。

VI 四肢着地进行

稍微向侧面弯曲扭转身体，可以帮助腰部进行多重部位的伸展。

提示
扭转时，两侧膝关节的负重要均等。

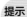

① 采取四肢着地的爬行姿势，双手放在双肩下方，膝关节保持在骨盆下方。双腿张开约一个拳头大小宽度。

② 视线朝向左侧臀部，将上半身向右侧扭转。左手沿着小腿后侧向脚跟的方向伸展，扭转时保持舒适的感觉。

③ 把伸展的左手转向右侧腰部后方，扭转上半身，视线朝向天花板。另一侧以同样的方法运动。

第1章 骨盆的构造

第2章 骨盆周围的肌肉

第3章 骨盆的运动

第4章 关于骨盆常见的疑问与误解

第5章 利用骨盆调整运动改善骨盆歪斜·松弛

第6章 通过骨盆调整运动改善身体不适

拉筋伸展

髂腰肌拉筋伸展

弯曲髋关节时，用力最多的就是髂腰肌；同时，要保持骨盆固定，更少不了髂腰肌的柔软度。由于髂腰肌的收缩力量很强，因此，若是不加以伸展，让它恢复到原本的长度与柔软度，久而久之它就会持续维持在收缩的状态；当髂腰肌僵化后，身体姿势就会产生变化，甚至可能会引起腰痛等症状。

L-01 垫毛巾伸展

Ⅰ 仰卧进行
压住毛巾让骨盆后倾，进行髂腰肌伸展。利用毛巾垫出厚度的仰卧姿势，能够让髂腰肌更容易伸展。

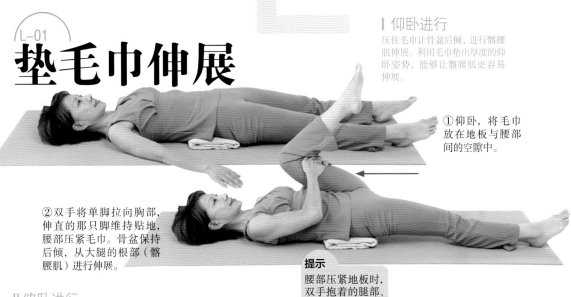

①仰卧，将毛巾放在地板与腰部间的空隙中。

②双手将单脚拉向胸部，伸直的那只脚维持贴地，腰部压紧毛巾。骨盆保持后倾，从大腿的根部（髂腰肌）进行伸展。

提示
腰部压紧地板时，双手抱着的腿部、膝关节位置不要改变。

Ⅱ 俯卧进行
利用俯卧的姿势，进行上面的髂腰肌拉伸。

①俯卧，双手压在额头下方。腹部下方垫着毛巾，保持骨盆后倾的姿势。

②单腿向后方弯曲，从大腿根部进行伸展；用手抓住并下压弯曲的腿。

提示
双膝保持贴合，注意不要让弯曲腿的脚跟向身体外侧倾斜。

L-02 左右转动

髂腰肌从脊柱到股骨，可以通过扭转来伸展它。

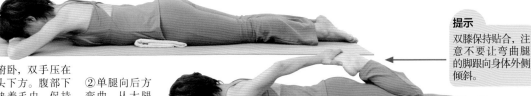

①仰卧，双手伸到头部上方。

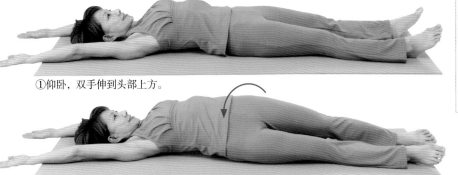

②抬起单侧的骨盆，扭转躯干；接着恢复原来的姿势。另一侧也以同样的方式扭转伸展。

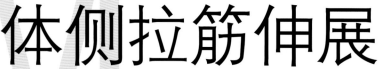

体侧拉筋伸展

身体侧面从肋骨下方到骨盆都没有骨骼，所以，只能靠周围肌肉的柔软移动来操作身体的动作。因此，理想的体侧肌肉应该具有柔软度，并且维持良好的伸缩性。此外，站立时这个部位的肌肉会一直承受身体的重量而收缩，因此，更需要时时伸展这些肌肉。

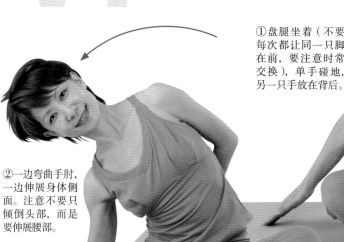

①盘腿坐着（不要每次都让同一只脚在前，要注意时常交换），单手碰地，另一只手放在背后。

②一边弯曲手肘，一边伸展身体侧面。注意不要只倾倒头部，而是要伸展腰部。

提示

伸展的那一侧若是坐骨离地，就无法充分拉筋伸展，因此，进行伸展时，要注意不要让坐骨离地。

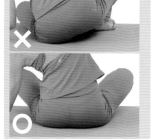

M-01

左右弯曲

手臂放在下方，就能够真正地拉伸身体侧面。

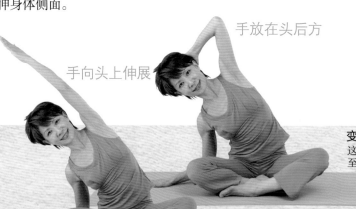

手放在头后方

手向头上伸展

变式
这样可以伸展腰部至侧腹的位置。

从腰部到手腕的根部，整个大范围的部位都能够得到拉伸。

第1章 骨盆的构造

第2章 骨盆周围的肌肉

第3章 骨盆的运动

第4章 关于骨盆常见的疑问与误解

第5章 利用骨盆调整运动改善骨盆歪斜与松弛

第6章 通过骨盆调整运动改善身体不适

拉筋伸展

外展肌拉筋伸展

髋关节外展肌能够维持骨盆两侧的稳定，不论在站立、坐位时，这些肌肉都必须一直工作，才能够保持姿势的稳定。这些肌肉位于身体深层，即便疲劳、僵化，我们也难以察觉，所以，若你平常得站着工作，更应该好好地伸展外展肌，让它能够放松。

N-01

腿部外侧伸展

提示

改变膝关节的高度，帮助外展肌各部位充分拉伸。

高

低

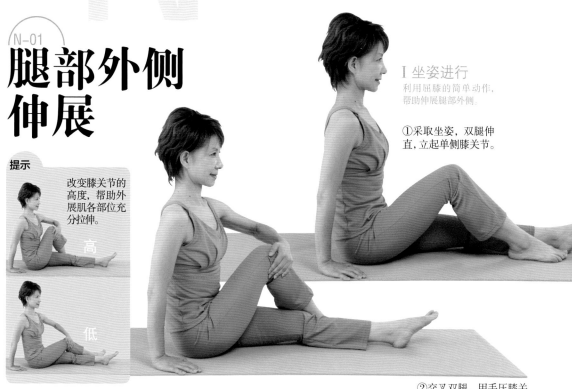

I 坐姿进行

利用屈膝的简单动作，帮助伸展腿部外侧。

①采取坐姿，双腿伸直，立起单侧膝关节。

②交叉双腿，用手压膝关节，伸展大腿外侧。

II 仰卧进行

伸展髋关节进行这个动作，可以让外展肌得到最大的伸展。

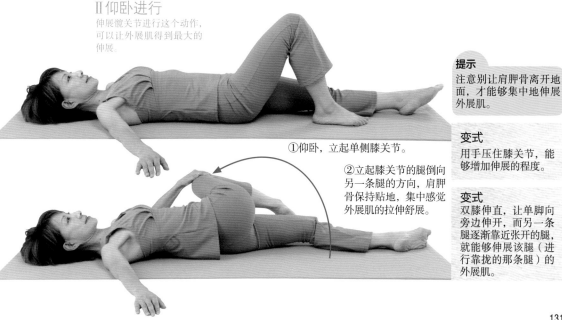

①仰卧，立起单侧膝关节。

②立起膝关节的腿倒向另一条腿的方向，肩胛骨保持贴地，集中感觉外展肌的拉伸舒爽。

提示

注意别让肩胛骨离开地面，才能够集中地伸展外展肌。

变式

用手压住膝关节，能够增加伸展的程度。

变式

双膝伸直，让单脚向旁边伸开，而另一条腿逐渐靠近张开的腿，就能够伸展该腿（进行靠拢的那条腿）的外展肌。

体侧与外旋肌的复合拉筋伸展

下面介绍的方法，可以伸展外旋肌，包括腹内斜肌、腹外斜肌、腰方肌、前锯肌等。

①仰卧，单脚向旁边打开。想象着要用身体接近张开的腿，将上半身向张开腿的那一侧弯曲；双手则往头上伸展，呈现呼喊"万岁"时的姿势。

提示
脚尖、膝关节、肚脐要保持朝向天花板的方向，才能够伸展外旋肌。

②另一条腿向张开的腿那侧尽可能地靠过去（双脚没完全靠拢也没关系，尽力即可）。

提示
双手交叉，还能够进一步伸展到肩胛骨周围的肌肉，形成复合伸展运动。

0-01 弓式

在全身放松休息的状态下，将全身弯曲成弓状，能够同时舒缓体侧以及外展肌。这个拉筋伸展对身体造成的负担很小，适合所有类型的人。

0-02 压膝

进行这个拉筋伸展时，要先将一侧膝关节倒下，接着用另一侧膝关节接近倒下的那一侧。就算左右的柔软度不同，也能够通过这个运动让两侧都得到平均的舒缓。

①仰卧，双手向头上伸展，呈现呼喊"万岁"时的姿势。双脚脚底并拢，张开膝关节。

②保持膝关节张开的姿势，移动单侧膝关节向另一侧靠近。

提示
靠拢膝关节时，下方膝关节容易向地面方向倒下，因此，要注意保持它的高度，别让位置改变。

第1章 骨盆的构造

第2章 骨盆周围的肌肉

第3章 骨盆的运动

第4章 关于骨盆常见的疑问与误解

第5章 利用骨盆调整运动改善骨盆歪斜与松弛

第6章 通过骨盆调整运动改善身体不适

拉筋伸展

外旋肌拉筋伸展

下面介绍的拉筋伸展，可以舒缓外旋髋关节时使用的多条肌群，
如位于表层的臀大肌、位于深层的外旋肌等。

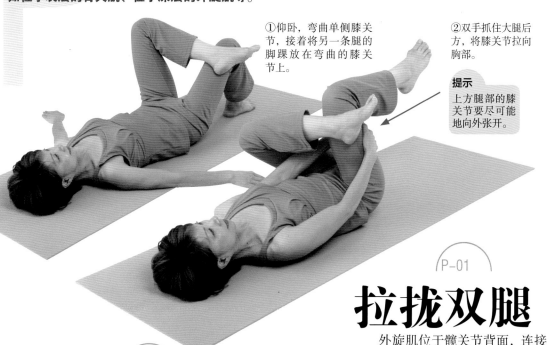

①仰卧，弯曲单侧膝关节，接着将另一条腿的脚踝放在弯曲的膝关节上。

②双手抓住大腿后方，将膝关节拉向胸部。

提示
上方腿部的膝关节要尽可能地向外张开。

P-01

拉拢双腿

外旋肌位于髋关节背面，连接骨盆与股骨。伸展时，利用外在的动作让髋关节与骨盆尽量分开，帮助肌肉舒缓。

P-02

压低上半身

若是进行拉拢双腿的动作时觉得不舒服，也可以保持坐着的姿势压低上半身，同样能够拉伸外旋肌。

①坐在地上，双手支撑在身体后方，肘部微弯，单侧膝关节向外张开，然后把另一条腿的脚踝放在打开的那一条腿的膝关节上。

②上半身向前压低弯曲，让胸部靠近膝关节。

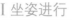

腘绳肌拉筋伸展

伸展髋关节、弯曲膝关节这两个动作，都必须通过腘绳肌的关节运动。站立、坐着等日常生活的行为中，时常会使用到腘绳肌，因此，腘绳肌容易累积疲劳、僵化，最后导致骨盆歪斜，所以，应该多拉伸腘绳肌。拉伸腘绳肌，让它恢复柔软度，有助于改善骨盆歪斜、调整姿势、缓解腰痛。

Ⅰ 坐姿进行

利用简单的姿势进行伸展，运动时注意背部不要弯曲。

①坐在地上，单侧膝关节伸直，另一侧膝关节弯曲。伸展背部、腰部、膝关节，让髋关节的正常活动度达90°以上。

②双手与地面平行往前伸展，上半身向手指方向倾倒。

③感觉腿部后方腘绳肌的伸展后，双手放在地上。如果觉得轻松，身体还能承受负荷，可以从大腿根部将上半身再向前倾。

Q-01

双腿伸直

伸直膝关节，让脚跟尽量远离坐骨，帮助腿后肌群伸展。拉伸时，可以采取下面介绍的各种方式进行，找一个最适合自己、最容易拉伸的来做即可。

Ⅱ 站着进行

腘绳肌的柔软度会影响上半身倾斜的程度。进行这个动作时，注意要伸直膝关节，让身体深深地弯曲。

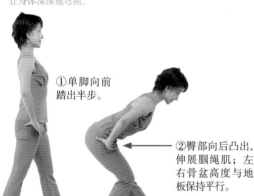

①单脚向前踏出半步。

②臀部向后凸出，伸展腘绳肌；左右骨盆高度与地板保持平行。

Ⅲ 利用椅子辅助进行

将腿抬高，就算上半身的倾斜角度不大，也能够伸展腘绳肌。

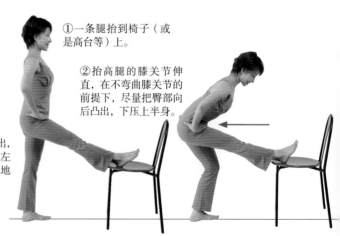

①一条腿抬到椅子（或是高台等）上。

②抬高腿的膝关节伸直，在不弯曲膝关节的前提下，尽量把臀部向后凸出，下压上半身。

腰骶伸展

若是骨盆有前倾、后倾的状况，那就无法有效拉伸腘绳肌。下面的动作，利用地板、墙壁、毛巾等外在辅助，帮助你将骨盆保持在正常的角度。

I 利用墙壁与地板的角度

利用地板、墙壁所形成的直角，帮助骨盆呈现正确的弧度，并进行伸展。

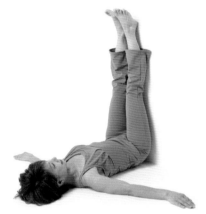

①仰卧在墙壁前，骶骨贴紧地面，坐骨贴紧墙面，抬起双腿。

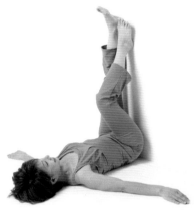

②单侧膝关节微微弯曲，接着小腿沿着弯曲的角度延长伸直。伸直膝关节后，腰部保持贴地，在微微施加腹压的状况下，维持静止。

提示
在膝关节伸直的状态下，如果要把腿向身体方向弯曲，腰部就容易向后弯，所以，进行时一定要先弯曲膝关节，再把腿伸直。

II 利用垫毛巾形成的角度

把毛巾夹入腰部与地板之间，想象着骨盆的正确弧度，进行拉伸。

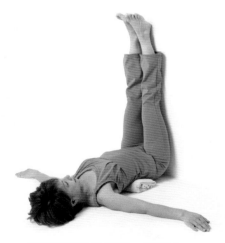

①在腰部与地板之间放一条薄毛巾。

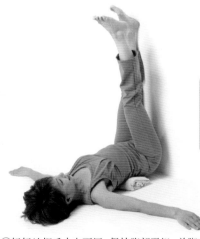

②轻轻地把毛巾向下压，保持腹部平坦，单脚离开地面，伸直膝关节；运动中注意不要让腰部向后弯。

提示
在腰部与地板之间放一条毛巾，可以帮助骨盆保持在正常的位置，并进行拉伸。

第1章 骨盆的构造

第2章 骨盆周围的肌肉

第3章 骨盆的运动

第4章 关于骨盆常见的疑问与误解

第5章 利用骨盆调整运动改善骨盆歪斜与松弛

第6章 通过骨盆调整运动改善身体不适

其他髋关节周围肌肉的拉筋伸展

髋关节周围的肌肉，会因为运动不足、年龄增长、姿势不稳定等因素，逐渐失去柔软度与弹性，因此，必须适度恰当地伸展它们，帮助这些肌肉舒缓。下面介绍的运动不会对关节造成负担，并且能帮助你注意到身体左右柔软度的差异。

R-01
打开髋关节 （开脚伸展）

通过负荷手臂的重量，帮助髋关节伸展。

I 仰卧进行
①仰卧，立起双膝。

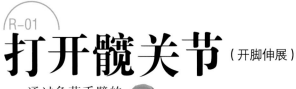

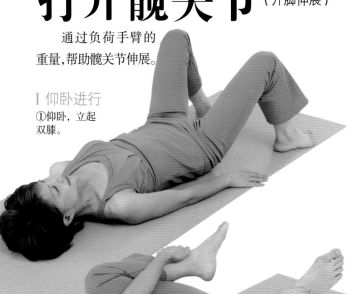

②膝关节向外张开，用双手抓住脚踝，向身体方向拉近时，要感觉在手臂重量的负荷下，髋关节舒服地适度伸展开来。

II 靠着墙壁进行
在墙壁的辅助下打开关节，可以帮助你注意左右柔软度的差异。

①在墙壁前仰卧，保持骶骨靠地，坐骨贴近墙面，双腿沿着墙壁抬起。

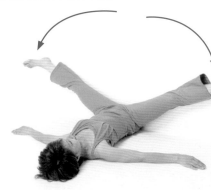

②伸直膝关节，张开双腿。

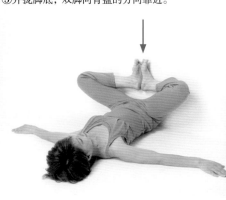

③并拢脚底，双脚向骨盆的方向靠近。

Ⅲ 背部靠着墙壁进行

利用站着的姿势，进行前面的"开脚伸展"。这种姿势下身体必须负荷体重，因此，拉伸的感觉也会跟着增强。若有膝关节疼痛的问题，那么建议以仰卧的姿势进行。

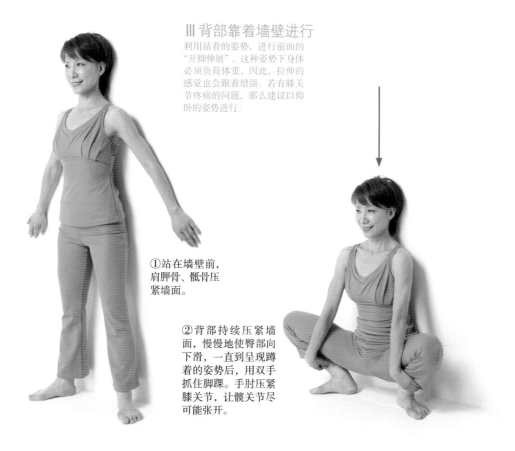

①站在墙壁前，肩胛骨、骶骨压紧墙面。

②背部持续压紧墙面，慢慢地使臀部向下滑，一直到呈现蹲着的姿势后，用双手抓住脚踝。手肘压紧膝关节，让髋关节尽可能张开。

Ⅳ 俯卧进行

利用自身的体重负荷，帮助髋关节伸展面向地面，打开髋关节，也可以帮助你注意左右柔软度的差异。

①俯卧，单脚膝关节弯曲，脚底朝向天花板。

②弯曲的膝关节沿着地面张开，脚底靠在另一条腿上。

③膝关节向手肘的方向接近，在舒适的状态下伸展髋关节周围肌肉。腿部回到原来的姿势后，另一侧也以同样的方法进行拉伸。运动时，若是左右有不易拉伸的情况，可以慢慢、小心地重复进行。

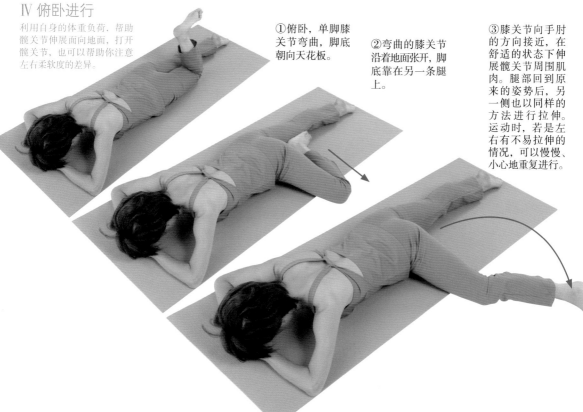

第1章　骨盆的构造

第2章　骨盆周围的肌肉

第3章　骨盆的运动

第4章　关于骨盆常见的疑问与误解

第5章　利用骨盆调整运动改善骨盆歪斜与松弛

第6章　通过骨盆调整运动改善身体不适

强化与伸展
综合运动

"自己身体的哪处肌肉一直很紧绷""哪里的肌肉比较弱",很多时候其实连我们自己都不太了解。下面介绍的运动可以帮助你注意到身体中衰弱、僵化的肌群位置。另外,不论何种问题类型的人都适合进行下列的伸展,所以平时可以多做这些运动。

S-01

变形屈膝运动

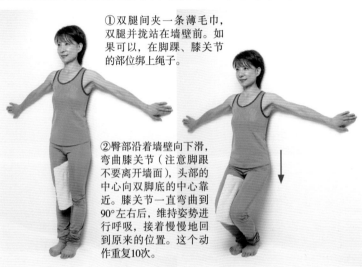

①双腿间夹一条薄毛巾,双腿并拢站在墙壁前。如果可以,在脚踝、膝关节的部位绑上绳子。

②臀部沿着墙壁向下滑,弯曲膝关节(注意脚跟不要离开墙面),头部的中心向双脚底的中心靠近。膝关节一直弯曲到90°左右后,维持姿势进行呼吸,接着慢慢地回到原来的位置。这个动作重复10次。

双腿闭合进行膝关节的屈伸时,会发现身体很容易摇晃。运动时,尽量不要让身体晃动,可以帮助强化那些"能够稳定姿势的肌肉"。同时,这个运动也能够帮助你注意到自己在动作上的弱点以及偏好,进而提醒自己改善日常动作,避免造成骨盆歪斜。

· O形腿的人,是不是只要夹住毛巾就觉得很辛苦了呢?
· 屈膝时,O形腿的人有没有感觉到外展肌不舒服呢?
· 屈膝时,X形腿的人有没有感觉到臀部不舒服呢?

注意!
不可以移动头部的位置。

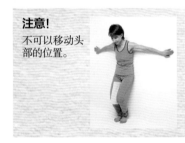

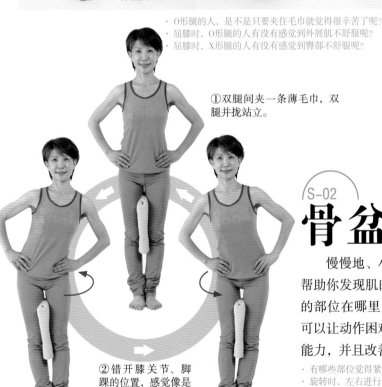

①双腿间夹一条薄毛巾,双腿并拢站立。

S-02

骨盆旋转

慢慢地、小心地旋转骨盆,可以帮助你发现肌肉僵硬、不易完成动作的部位在哪里。重复进行这个运动,可以让动作困难的地方渐渐恢复动作能力,并且改善骨盆歪斜的问题。

②错开膝关节、脚踝的位置,感觉像是用大腿根部画圆圈一样,缓缓地旋转骨盆。

· 有哪些部位觉得紧绷?
· 旋转时,左右进行动作的困难程度是否有差异?

改善骨盆松弛

盆底运动

| 目的 | ·预防漏尿、尿失禁、帮助改善盆底功能。
·增加动作的流畅度，并帮助维持姿势、稳定动作。 |

· 注意让"意识"集中在要训练的部位，
这个概念对训练盆底而言非常重要。 **注意事项**

· 5~10 次。以每天到每周 3 次的频率进行。 **次数**
· 1 天中可以进行数次，而每次运动的
持续时间以约 5 分钟为限度。

T 感觉盆底的收缩

仰卧立起膝关节
仰卧张开膝关节
俯卧姿势
四肢着地爬行姿势
坐位
站位
倚靠墙壁
坐在椅子上
面向墙壁
盘腿坐姿
坐在毛巾上
坐着压住手掌

U 利用健身球感觉
盆底运动

双腿张开坐着
夹住健身球

V 通过呼吸感觉盆底运动

年龄、分娩等因素，都会让盆底肌松弛，我们可以利用下面的运动来帮助强化盆底肌。

包覆盆底空洞的盆底肌，是由多块肌肉叠合而成，而且各块肌肉的长度、收缩方向、形状也各有不同。另外，这些肌肉不像身体其他部位的肌肉，我们无法通过运动各关节来强化它们。由于肉眼看不出盆底肌的动作，因此运动时要特别注意"集中意识"，帮助强化训练。

盆底运动，不仅可以帮助预防、改善尿失禁问题，也能够增加整体动作的流畅度，帮助维持姿势、稳定动作，因此应该多加练习。通过下述的3个步骤，就能够进行完整的骨盆运动。

盆底运动

STEP1　感觉盆底的收缩

盆底肌不像其他骨骼肌，并不具有那么大的可动性，动作范围受到限制，我们也很难感受到它在运动。下面所举的例子，都是收缩盆底肌时会产生的感觉。

进行盆底运动的方法

这里会介绍各种能够感觉盆底收缩的姿势，建议你尝试所有的姿势，找到最能意识到肌肉动作的姿势后，再进行"STEP2：只让盆底肌运动"以及"STEP3：锻炼持久力（肌耐力）"。

想象

想象可以帮助我们更有意识地收缩肌肉，若是能感受到盆底肌在动，就表示想象策略奏效了。

（例）

· 想象"正在厕所排尿，然后忽然收紧肌肉、憋住尿液"的感觉。

※实际排尿时，请不要借机收紧肌肉打断尿液排出，这会造成日后的排尿问题。

坐在椅子上时，肛门周围向椅面上方抬起的感觉；仰卧立起膝关节时，外侧产生一股向内部凹陷的感觉；四肢着地俯卧时，阴道到肛门的部分微微感受到压迫感。

进行上述这些动作时，只要感觉到骨盆正上方的脏器（膀胱等）陷入身体内侧，就能够带动盆底肌的收缩。

其实，眼睛周围的肌肉（闭上眼睑时使用的肌肉）也与盆底肌类似。当想要完全闭上眼睛时，眼球就会感受到一股压力，这就是眼睑肌肉收缩时的感觉。进行盆底肌运动时，可以想着同样的感觉，感受盆底肌的收缩。

STEP2　只让盆底肌运动

感觉到盆底的收缩后，下一个步骤就是锻炼盆底肌，让它们能够按照自己的意思运动。

比如，臀部用力，臀肌就会收缩，而此时也会感觉到盆底肌（特别是肛门附近）跟着用力。以眼睛为例，就像是用力闭上双眼时，脸颊的肌肉也会跟着一起收缩一样。

事实上，我们要训练的并不是靠意志来运动盆底肌（因为想要随意控制盆底肌很困难），而是通过臀肌、腹肌等周围较大的肌肉收缩，带动盆底肌收缩。因此，要强化盆底肌，并不像其他肌肉要通过剧烈的运动，而是要将意识集中在盆底，感觉它是否在运动。

要确认盆底肌是否在运动，我们可以将手放在腹股沟（或稍上方的位置），并进行运动。腹股沟附着腹横肌、腹内斜肌，盆底肌收缩时，这些腹肌的肌群也会跟着一起运动，轻微产生收缩。如果此时腹部向内部过度凹陷（过度收缩小腹），就会变成腹肌运动，所以一定要注意。

我们可以利用各种肉眼不易察觉的腹肌动作，帮助收缩骨盆肌，锻炼它们。

STEP3　锻炼持久力（肌耐力）

最后，在盆底收缩的状态下暂时维持姿势，可以帮助锻炼持久力。保持盆底收缩，并且尽可能地持续维持这个状态※。

运动的频率

次数："用力—放松力量" 5~10次。

频率：以每天1次到每周3次的频率进行。一天中也可以进行数次，而每次运动的持续时间以约5分钟为限度。

坚持每天锻炼，5个月左右就能够感受到效果，若是5个月后仍未感受到效果，请确认进行的方式是否有误、次数是否太少，并且尝试改用其他的姿势进行。另外，若是尿失禁、尿频的状况变严重，请依照身体的状况适度进行锻炼，并且建议就医寻求专业帮助。

张开双腿

脚尖与膝关节同向，膝关节不要向内侧靠近。张开双腿时，大腿也不要用力，只要轻松地打开即可。

※ "想象"时的用力方法如下。

1~5次强力收缩运动时，约使用盆底肌70%的力量。

10~15秒维持姿势的运动时，约使用盆底肌30%的力量。

第1章　骨盆的构造

第2章　骨盆周围的肌肉

第3章　骨盆的运动

第4章　关于骨盆常见的疑问与误解

第5章　利用骨盆调整运动改善骨盆歪斜与松弛

第6章　通过骨盆调整运动改善身体不适

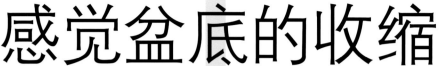

感觉盆底的收缩

接着让我们通过下面介绍的各种动作，亲身感觉盆底肌的收缩。

由于运动中无法用肉眼观察肌肉的运动，所以更要集中注意力，把意识放在盆底部位。

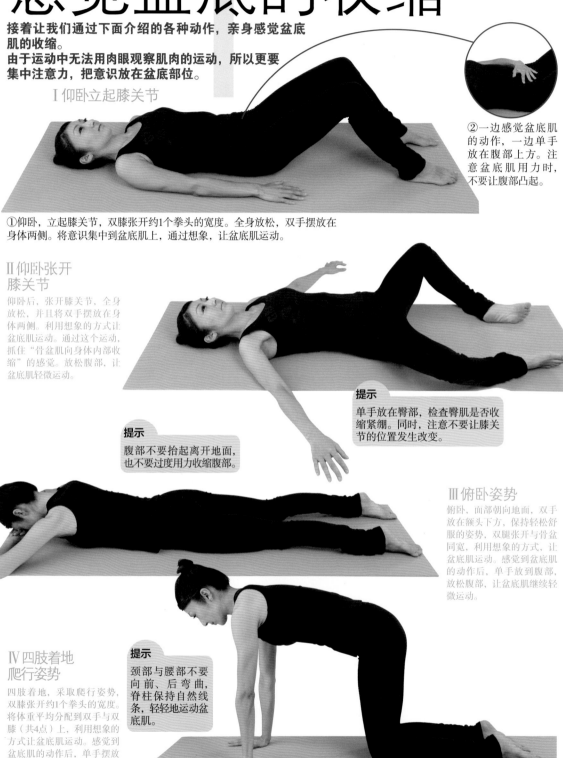

Ⅰ 仰卧立起膝关节

②一边感觉盆底肌的动作，一边单手放在腹部上方。注意盆底肌用力时，不要让腹部凸起。

①仰卧，立起膝关节，双膝张开约1个拳头的宽度。全身放松，双手摆放在身体两侧。将意识集中到盆底肌上，通过想象，让盆底肌运动。

Ⅱ 仰卧张开膝关节

仰卧后，张开膝关节，全身放松，并且将双手摆放在身体两侧。利用想象的方式让盆底肌运动。通过这个运动，抓住"骨盆肌向身体内部收缩"的感觉。放松腹部，让盆底肌轻微运动。

提示

单手放在臀部，检查臀肌是否收缩紧绷。同时，注意不要让膝关节的位置发生改变。

提示

腹部不要抬起离开地面，也不要过度用力收缩腹部。

Ⅲ 俯卧姿势

俯卧，面部朝向地面，双手放在额头下方，保持轻松舒服的姿势，双腿张开与骨盆同宽，利用想象的方式，让盆底肌运动。感觉到盆底肌的动作后，单手放到腹部，放松腹部，让盆底肌继续轻微运动。

Ⅳ 四肢着地爬行姿势

四肢着地，采取爬行姿势，双膝张开1个拳头的宽度。将体重平均分配到双手与双膝（共4点）上，利用想象的方式让盆底肌运动。感觉到盆底肌的动作后，单手摆放到腹部，放松腹部，让盆底肌继续轻微运动。

提示

颈部与腰部不要向前、后弯曲，脊柱保持自然线条，轻轻地运动盆底肌。

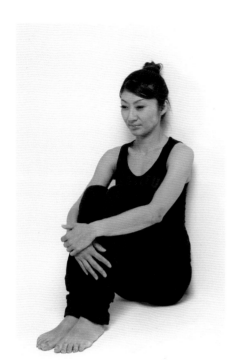

V 坐位

坐着，双手抱膝，利用想象的方式让骨盆周围的肌肉带动盆底运动。运动时，注意腹部不要用力收缩，膝关节保持原有姿势，并将意识集中在盆底肌上。抓住肌肉运动的感觉后，放松腹部，继续轻微地运动盆底肌。

VI 站位

双腿张开与骨盆同宽，利用想象的方式让骨盆周围的肌肉带动盆底运动。运动时，大腿与臀部的交界处不要向前凸出，整体保持笔直的站姿。若是身体其他部位用力，很容易让肩膀连带跟着耸起，因此要特别注意。留心上述的重点，正确地让盆底肌轻微运动。

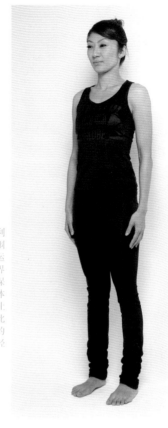

VIII 坐在椅子上

身体不要靠着椅背，利用想象的方式让盆底肌运动。若是身体其他部位用力，就容易让肩膀连带跟着耸起，因此，要特别注意让肩膀保持自然放松的姿势。双腿完全开拢会导致大腿用力不当，因此，要将双腿张开约1个拳头的宽度。

VII 倚靠墙壁

靠着墙壁，以轻松舒适的姿势坐下。双腿张开与肩膀同宽，膝关节不要向内侧靠拢。把意识集中在盆底部位，利用想象的方式让盆底肌运动。抓住肌肉运动的感觉后，放松腹部，继续轻微地运动盆底肌。

第1章 骨盆的构造

第2章 骨盆周围的肌肉

第3章 骨盆的运动

第4章 关于骨盆常见的疑问与误解

第5章 利用骨盆调整运动改善骨盆歪斜与松弛

第6章 通过骨盆调整运动改善身体不适

若是蹲得太低，大腿、臀部就会收缩用力，成为利用其他肌肉带动盆底肌；先保持臀部倾斜往后凸出的姿势，就能够避免这种状况发生。

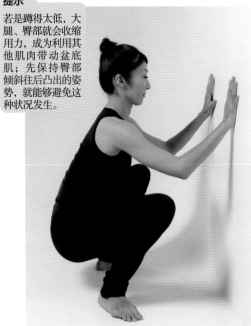

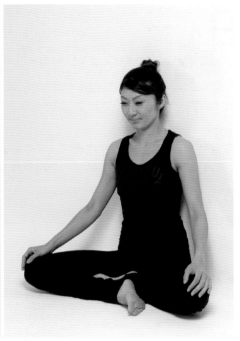

IX 面向墙壁

双手摸着墙壁，想象自己坐在椅子上，臀部往后微凸出，蹲下。在大腿不使用额外力量的状态下，尽可能地将腰部向下移动。将意识集中到骨盆上，利用想象的方式让盆底肌运动。抓住肌肉运动的感觉后，放松腹部，继续轻微地运动盆底肌。

X 盘腿坐姿

盘腿坐着，背部挺直。将意识集中到骨盆上，利用想象的方式让盆底肌运动。抓住肌肉运动的感觉后，放松腹部，继续轻微地运动盆底肌。

XI 坐在毛巾上

在椅子上放一条折叠好的毛巾，盆底对准毛巾坐下，双腿向外大大地张开。将意识集中到骨盆上，利用想象的方式让盆底肌运动。运动时，可以想象盆底肌正把毛巾向身体里面抓，帮助动作。

XII 坐着压住手掌

用盆底压住整个手掌，中指放在肛门的位置上，双脚张开，试着让盆底肌运动，并且利用手掌感觉肌肉的动作。运动时，注意腹部不可以过度移动，臀部也不可以收紧用力。如果盆底肌正确地用力，手掌会感觉到肌肉向耻骨方向滑动。如果在澡盆中进行，由于没有衣物的束缚，而且水的浮力会帮助内脏减轻压力，所以更能够鲜明地感受到"肌肉滑动"。

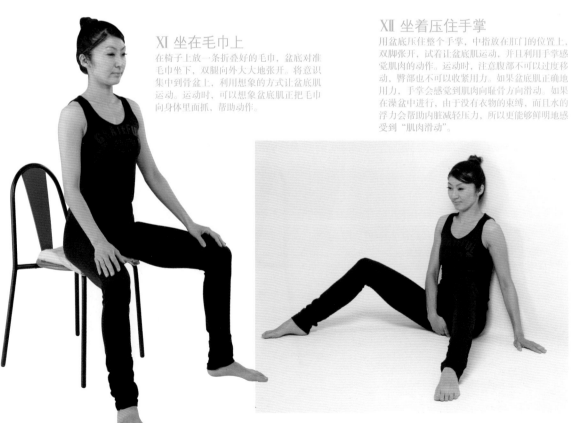

第1章 骨盆的构造

第2章 骨盆周围的肌肉

第3章 骨盆的运动

第4章 关于骨盆常见的疑问与误解

第5章 利用骨盆调整运动改善骨盆歪斜与松弛

第6章 通过骨盆调整运动改善身体不适

盆底运动

利用健身球感觉盆底运动

如果你已经明确地抓住"盆底肌收缩"的感觉了，接下来就要更进一步把其他肌肉与盆底肌区分开来，将意识单独集中在盆底肌上。利用健身球具有弹性的特点，将盆底贴合在球上，就能够更明确地感受到盆底肌的动作。健身球在选择上没有特别限制，小的、大的都可以。

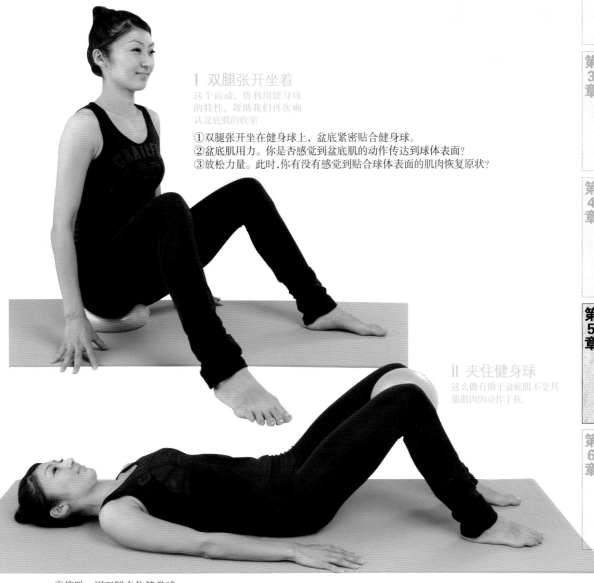

Ⅰ 双腿张开坐着

这个运动，将利用健身球的特性，帮助我们再次确认盆底肌的收缩。

①双腿张开坐在健身球上，盆底紧密贴合健身球。
②盆底肌用力。你是否感觉到盆底肌的动作传达到球体表面？
③放松力量。此时，你有没有感觉到贴合球体表面的肌肉恢复原状？

Ⅱ 夹住健身球

这么做有助于盆底肌不受其他肌肉的动作干扰。

①仰卧，用双腿夹住健身球。
②盆底肌用力，接着放松。
③改用大腿肌肉用力压紧健身球，然后放松。
④盆底肌用力，夹紧健身球；接着放松盆底肌，感觉压紧球体的力量消失。

通过呼吸感觉盆底运动

通过腹式呼吸、胸式呼吸，感觉膈肌运动与盆底肌运动之间的差别。

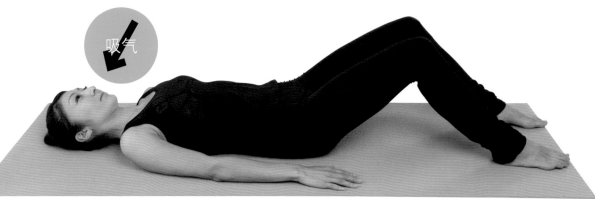

①腹式呼吸：吸气，鼓起腹部，此时膈顶向下压，盆底会产生压迫感。
　胸式呼吸：腹部保持平坦，将空气吸满整个胸腔，此时骨盆肌肉会收缩。

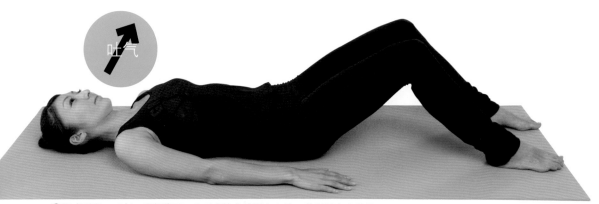

②腹式呼吸：吐气，腹部降下，此时身体会将膈向上拉，盆底肌产生收缩。
　胸式呼吸：腹部保持平坦，感觉像是要把肋骨向身体内部压缩一样，吐气，此时骨盆肌肉会收缩。

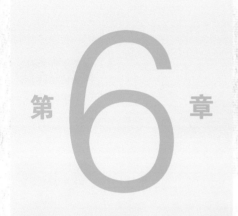

第**6**章

通过骨盆调整运动改善身体不适

在这一章中，我们将对第99~146页中介绍的骨盆调整运动按目的进行分类，并组合成5分钟左右的整体运动。你可以依据自己的症状和不适，选择合适的运动组合，帮助改善身体状况。

有些不适症状，并不会因为进行骨盆调整运动就马上得到改善，因此，必须每天坚持，做到持之以恒。这个过程就是蜕变的过程，需要一点一滴地感受姿势的改变，与不舒服的症状逐渐说再见。

姿势不良

　　肌肉萎缩、柔软度差，身体自然就难以维持正确的姿势。我们可以均衡地适当强化腹肌与背肌，有意识地使用位于身体深处的腹横肌；运动时，头脑里想象着线条优美的姿势，能增加整体运动效果。运动后，别忘了扭转躯干，进行伸展运动，让收缩的腹部肌群得到舒缓。

　　进行运动时最重要的就是要注意适当的强度和次数，并且一定要在身体感觉舒服的范围内进行，切勿过度。

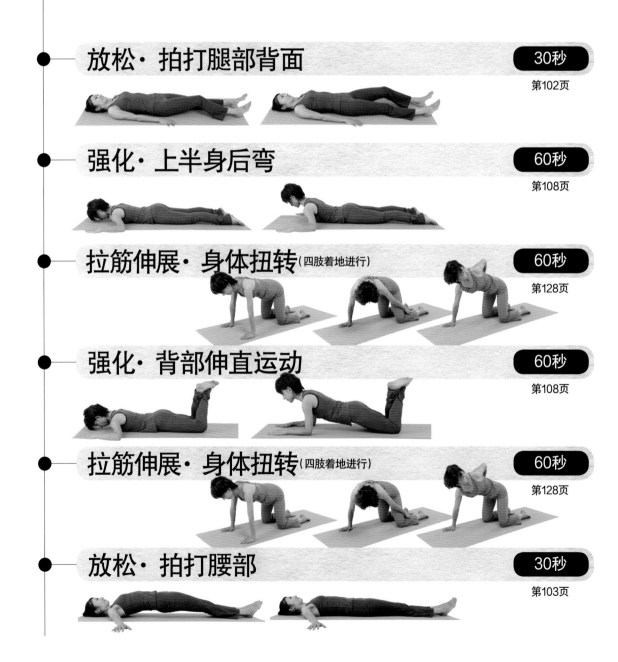

放松・拍打腿部背面
30秒
第102页

强化・上半身后弯
60秒
第108页

拉筋伸展・身体扭转（四肢着地进行）
60秒
第128页

强化・背部伸直运动
60秒
第108页

拉筋伸展・身体扭转（四肢着地进行）
60秒
第128页

放松・拍打腰部
30秒
第103页

驼背

　　驼背是姿势不良的代表之一，特别是从事计算机工作的人常常都有驼背的问题。下列几种原因都可能造成驼背：胸部肌肉收缩紧绷、背部与腹部肌力衰弱、臀肌或腘绳肌等肌群僵硬等。为了保持正确的姿势，必须强化腹部肌肉，并且进行伸展，放松僵硬的胸部、肩颈周围、臀肌以及腘绳肌等肌群。

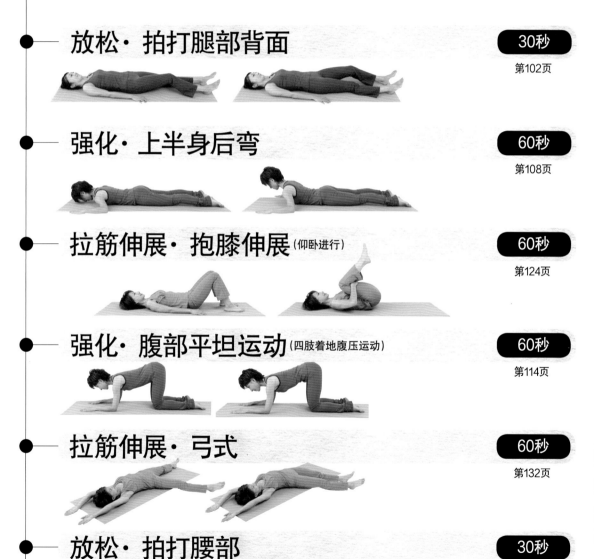

放松·拍打腿部背面
30秒
第102页

强化·上半身后弯
60秒
第108页

拉筋伸展·抱膝伸展（仰卧进行）
60秒
第124页

强化·腹部平坦运动（四肢着地腹压运动）
60秒
第114页

拉筋伸展·弓式
60秒
第132页

放松·拍打腰部
30秒
第103页

第1章 骨盆的构造

第2章 骨盆周围的肌肉

第3章 骨盆的运动

第4章 关于骨盆常见的疑问与误解

第5章 利用骨盆调整运动改善骨盆歪斜与松弛

第6章 通过骨盆调整运动改善身体不适

肩颈僵硬酸痛

如果斜方肌的血液循环产生问题，就容易引起肩颈僵硬，所以，首要的工作就是放松患部，进行放松、伸展。此外，由姿势不良引起的肩颈酸痛光靠放松是不够的，还必须改善姿势，才能够从根本解决问题。比如说，有骨盆前倾的状况，就要重点锻炼腹肌；锻炼时，想象脊柱原有的S形曲线，进行腹肌锻炼，更能够加强效果。

放松·摇晃骨盆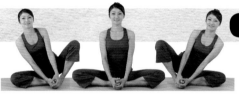

30秒
第101页

强化·上半身后弯

60秒
第108页

拉筋伸展·身体扭转（俯卧进行）

60秒
第128页

强化·上半身后弯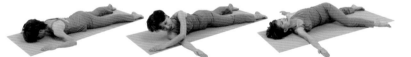

60秒
第108页

拉筋伸展·身体扭转（俯卧进行）

60秒
第128页

放松·挥动膝关节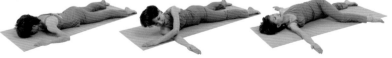

30秒
第101页

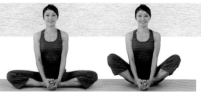

四十肩、五十肩

随着年龄增长而产生的肩膀疼痛，一般俗称为"四十肩""五十肩"，指的是肩关节周围发炎的症状。虽然老化是引起四十肩、五十肩的主因，但经过适当的处理，依然能够改善症状。若单侧手腕动作变得不顺畅，该侧的肌肉也会紧绷，最后导致肩膀、骨盆的左右高度产生差异。

从骨盆开始进行全面调整，可以使身体恢复原有的平衡。

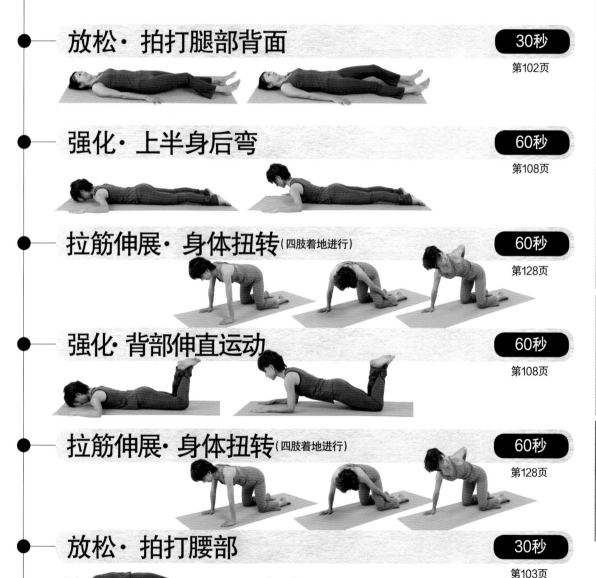

放松·拍打腿部背面　　30秒
第102页

强化·上半身后弯　　60秒
第108页

拉筋伸展·身体扭转（四肢着地进行）　　60秒
第128页

强化·背部伸直运动　　60秒
第108页

拉筋伸展·身体扭转（四肢着地进行）　　60秒
第128页

放松·拍打腰部　　30秒
第103页

第1章　骨盆的构造

第2章　骨盆周围的肌肉

第3章　骨盆的运动

第4章　关于骨盆常见的疑问与误解

第5章　利用骨盆调整运动改善骨盆歪斜与松弛

第6章　通过骨盆调整运动改善身体不适

腰背部疼痛

疲劳累积、身心紧张、姿势不良都容易导致脊柱椎间盘产生负担，从而引起腰背部疼痛。此外，内脏疾病、月经等身体变化以及老化所导致的脊柱变形，也容易使腰背部出现问题。

我们可以通过运动预防这些问题发生。运动能够锻炼保护脏器的腹肌，减轻脊柱的负担。腰痛者并不适合剧烈的仰卧起坐，建议通过书中介绍的动作减轻腰背部疼痛。

另外，骨盆周围的肌肉如果紧绷僵硬，腰部的动作也会受限，所以，别忘了好好地拉筋伸展。

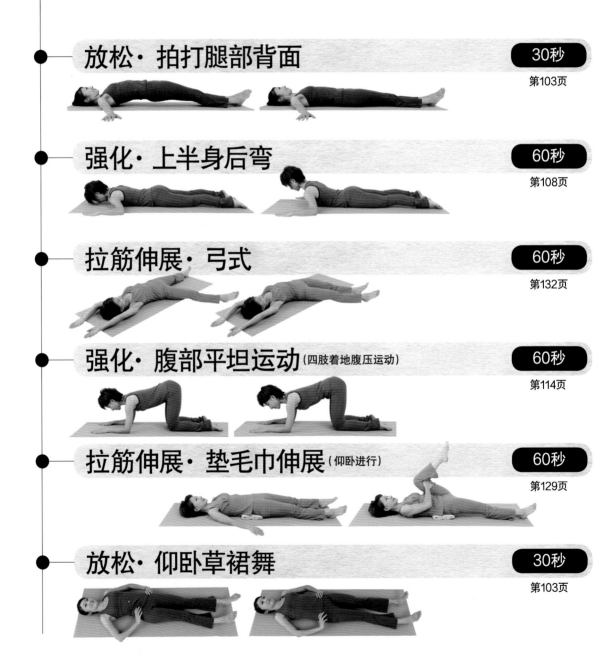

放松· 拍打腿部背面　　30秒　第103页

强化· 上半身后弯　　60秒　第108页

拉筋伸展· 弓式　　60秒　第132页

强化· 腹部平坦运动（四肢着地腹压运动）　　60秒　第114页

拉筋伸展· 垫毛巾伸展（仰卧进行）　　60秒　第129页

放松· 仰卧草裙舞　　30秒　第103页

腰骶部位疼痛

一般来说，腰骶部位疼痛的原因与腰痛一样，大多是脊柱、内脏等疾病所引起的。另外，女性在生理期、怀孕的时候，激素分泌状态的改变也会引发腰骶部位疼痛的问题。

我们可以加强腹部肌肉的锻炼，并且加入腰部的拉筋伸展，通过调整骨盆的整体平衡，改善激素失调的症状，并且帮助减轻腰部的疼痛、无力感。若是骶骨疼痛严重，锻炼时也可以用俯卧的姿势进行。

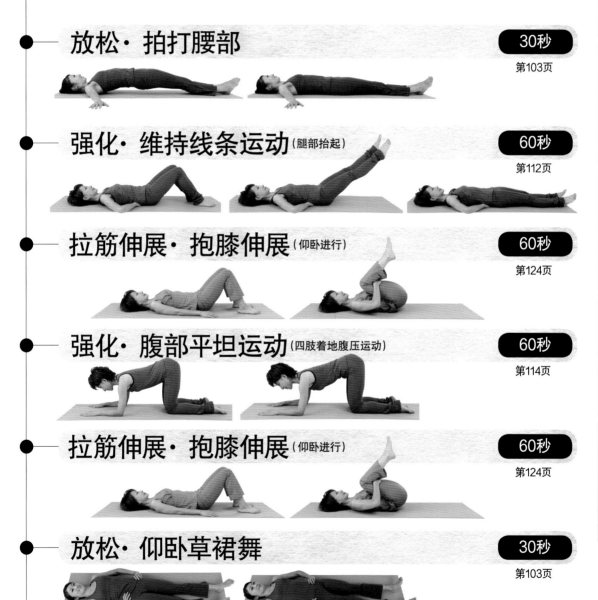

放松·拍打腰部　　　30秒
第103页

强化·维持线条运动（腿部抬起）　　60秒
第112页

拉筋伸展·抱膝伸展（仰卧进行）　　60秒
第124页

强化·腹部平坦运动（四肢着地腹压运动）　60秒
第114页

拉筋伸展·抱膝伸展（仰卧进行）　　60秒
第124页

放松·仰卧草裙舞　　　30秒
第103页

第1章　骨盆的构造
第2章　骨盆周围的肌肉
第3章　骨盆的运动
第4章　关于骨盆常见的疑问与误解
第5章　利用骨盆调整运动改善骨盆疼痛与松弛
第6章　通过骨盆调整运动改善身体不适

髋关节疼痛

不良姿势所导致的身体过度负担、肌力衰弱、肌肉柔软度不足、骨盆不稳定等，都会导致髋关节周围的肌肉、神经受到压迫，最后造成疼痛。

因驼背造成的O形腿、不良的行走姿势，都容易引发髋关节问题，所以我们必须锻炼背部肌肉，让支撑骨盆的肌肉可以正常运动。通过下面的运动，可以让骨盆维持稳定，保持在适当的位置上。

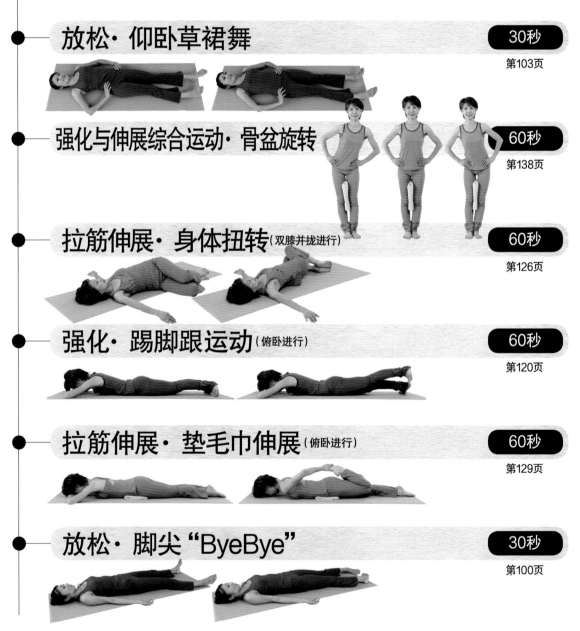

放松·仰卧草裙舞　　30秒
第103页

强化与伸展综合运动·骨盆旋转　　60秒
第138页

拉筋伸展·身体扭转（双膝并拢进行）　　60秒
第126页

强化·踢脚跟运动（俯卧进行）　　60秒
第120页

拉筋伸展·垫毛巾伸展（俯卧进行）　　60秒
第129页

放松·脚尖"ByeBye"　　30秒
第100页

膝关节疼痛

膝关节支撑着我们的体重，很容易因为年龄增长而逐渐产生各种问题。若是膝关节周围的肌力衰弱，那么产生疼痛的风险就更大。此外，骨盆不平衡也会使双膝不平衡，所以，保持骨盆周围肌肉的左右平衡，才能够减轻膝关节的负担。通过坐骨踏步，可以平均地运动左右骨盆；进行毛巾辅助的仰卧起坐时，要注意别让膝关节朝向内侧；最后再扭转腰部，进行伸展，确认身体左右侧的紧绷感是否均一。

第1章 骨盆的构造

第2章 骨盆周围的肌肉

第3章 骨盆的运动

第4章 关于骨盆常见的疑问与误解

第5章 利用骨盆调整运动改善骨盆歪斜与松弛

第6章 通过骨盆调整运动改善身体不适

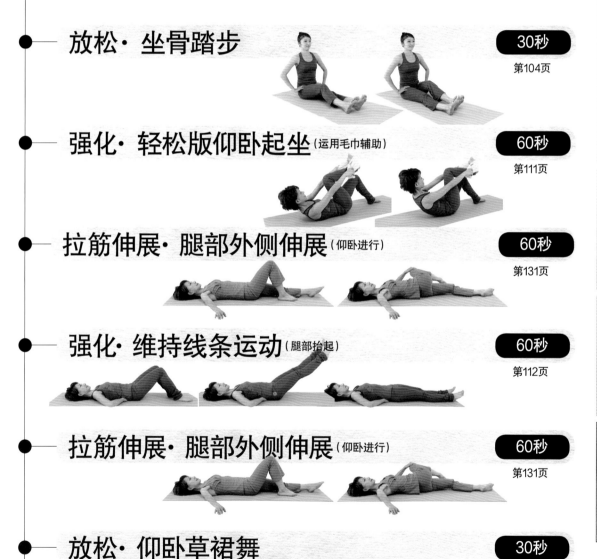

放松·坐骨踏步　　　　30秒　第104页

强化·轻松版仰卧起坐（运用毛巾辅助）　60秒　第111页

拉筋伸展·腿部外侧伸展（仰卧进行）　60秒　第131页

强化·维持线条运动（腿部抬起）　60秒　第112页

拉筋伸展·腿部外侧伸展（仰卧进行）　60秒　第131页

放松·仰卧草裙舞　　30秒　第103页

O形腿

髋关节或腿部的肌肉衰弱、柔软度不足，就容易导致腿部歪斜。通过运动，放松持续紧绷的外展肌群（这个肌群能使膝关节向外张开），同时锻炼臀大肌、内收肌，让腿部能够以正确的姿势从髋关节处伸展。运动时，利用坐骨踏步放松髋关节，接着强化内收肌，最后再进行拉筋伸展。

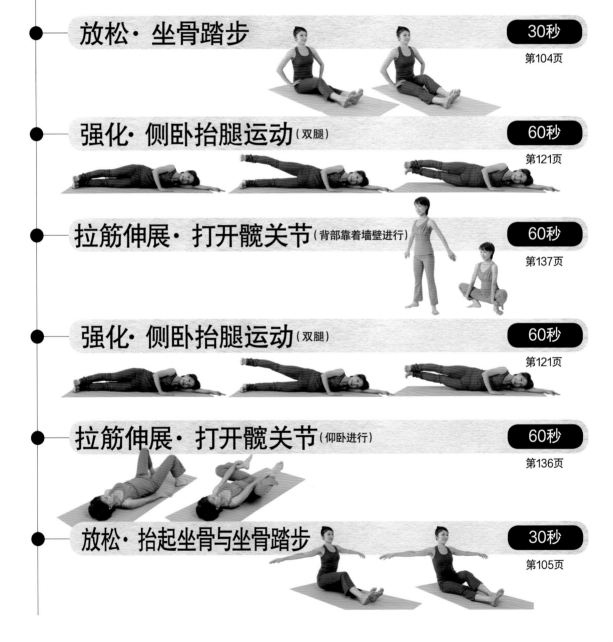

放松·坐骨踏步   30秒   第104页

强化·侧卧抬腿运动（双腿）   60秒   第121页

拉筋伸展·打开髋关节（背部靠着墙壁进行）   60秒   第137页

强化·侧卧抬腿运动（双腿）   60秒   第121页

拉筋伸展·打开髋关节（仰卧进行）   60秒   第136页

放松·抬起坐骨与坐骨踏步   30秒   第105页

X形腿

比起O形腿，膝关节向内并拢碰撞的姿势，身体的重心偏移更加严重，因此，在运动与健康方面都会引起许多障碍与问题。有X形腿问题时，必须让髋关节恢复柔软度，增加髋关节的可动性，并且调整外展肌，最后舒缓整个腿部的紧绷状态。先通过摇摇脚放松腿部，再进行外旋肌的强化与拉筋伸展。当整体恢复平衡后，再进行下半身肌肉的强化与伸展。

放松·摇摇脚

30秒
第100页

强化与伸展综合运动·变形屈膝运动

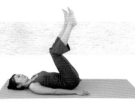

60秒
第138页

拉筋伸展·打开髋关节（背部靠着墙壁进行）

60秒
第137页

强化·踢脚跟运动（站立进行）

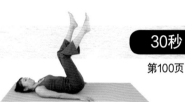

60秒
第120页

拉筋伸展·拉拢双腿

60秒
第133页

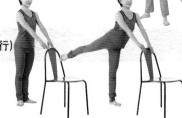

放松·挥动膝关节

30秒
第101页

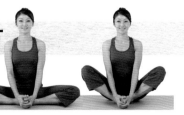

第1章 骨盆的构造

第2章 骨盆周围的肌肉

第3章 骨盆的运动

第4章 关于骨盆常见的疑问与误解

第5章 利用骨盆调整改善骨盆倾斜与松弛

第6章 通过骨盆调整运动改善身体不适

水肿

一般认为，造成腿部水肿的元凶就是血液循环不畅，而像内脏疾病、感染、长时间站立、下肢冰冷、运动不足等，都会造成血液循环不畅。运动不足、长时间站立所引起的水肿，大多是暂时性的，只要睡眠充足、适度运动、适度按摩，都能够减轻症状。血流须经过骨盆才能够到达腿部，所以，加强骨盆周围的血液循环，对于舒缓腿部水肿也会有所帮助。

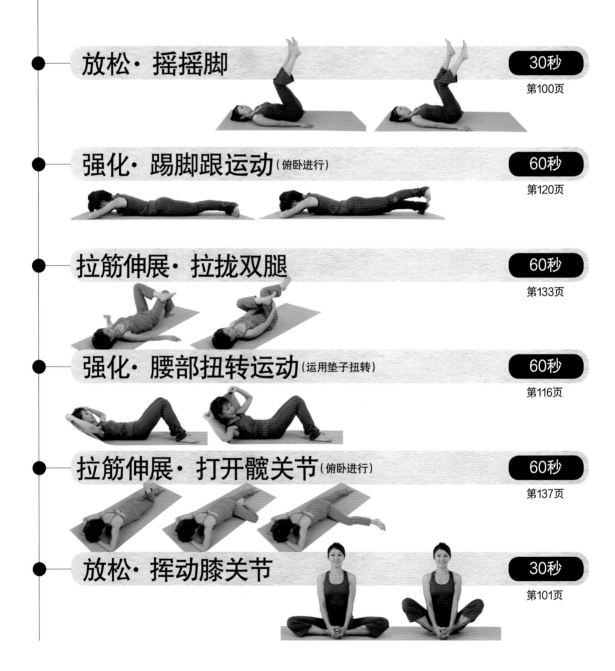

放松·摇摇脚　　30秒　第100页

强化·踢脚跟运动（俯卧进行）　　60秒　第120页

拉筋伸展·拉拢双腿　　60秒　第133页

强化·腰部扭转运动（运用垫子扭转）　　60秒　第116页

拉筋伸展·打开髋关节（俯卧进行）　　60秒　第137页

放松·挥动膝关节　　30秒　第101页

四肢、身体冰冷

大部分的女性都有四肢、身体冰冷的问题，对女性来说，"冰冷"简直堪称万病的根源。内脏疾病、自主神经异常、运动不足引起的血液循环不畅、血液循环本身恶化等，都是引起冰冷的原因。

大部分人只要通过运动，就能够改善冰冷

的问题，不过若是运动太激烈、过度，反而会带来反作用；保持在舒适、可负荷的范围内，进行多种腹肌运动，才是改善冰冷的良策。同时，刺激腹部的血液循环，也能够帮助身体回暖。

放松· 摇摇脚　　30秒　第100页

强化· 腹部平坦运动（四肢着地腹压运动）　60秒　第114页

拉筋伸展· 身体扭转（双膝并拢进行）　60秒　第126页

强化· 侧卧抬腿运动（双腿）　60秒　第121页

盆底运动· 通过呼吸感觉盆底运动　60秒　第146页

放松· 挥动膝关节　30秒　第101页

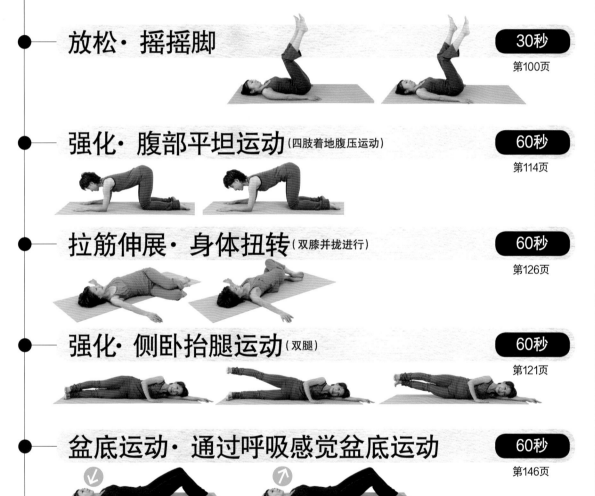

第1章　骨盆的构造

第2章　骨盆周围的肌肉

第3章　骨盆的运动

第4章　关于骨盆常见的疑问与误解

第5章　利用骨盆调整运动改善骨盆底肌松弛

第6章　通过骨盆调整运动改善身体不适

生理期紊乱

疾病、激素分泌异常，是导致月经失调的主因；此外，压力、过度疲劳也可能引发生理期紊乱。保持良好的身体状况，改善血液循环，就可以调整激素的分泌状况。由于子宫、卵巢都位于骨盆内，所以，通过运动增强内脏功能，也能够促进身体的血液循环。

在这里，建议各位进行舒适轻松版的腹肌运动，并加入骨盆周围肌肉的拉筋伸展。另外，外展肌运动也可以由外而内地促进血液循环，也是不错的选择。

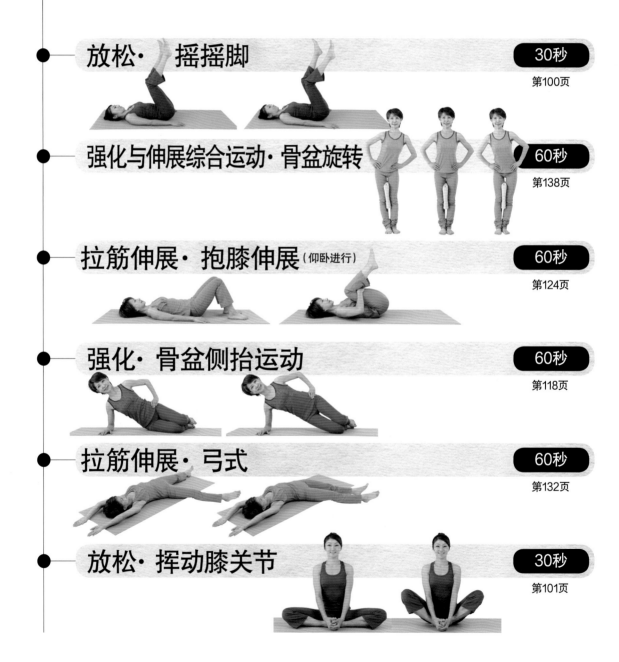

放松·摇摇脚 　30秒　第100页

强化与伸展综合运动·骨盆旋转 　60秒　第138页

拉筋伸展·抱膝伸展（仰卧进行） 　60秒　第124页

强化·骨盆侧抬运动 　60秒　第118页

拉筋伸展·弓式 　60秒　第132页

放松·挥动膝关节 　30秒　第101页

生理痛

　　循环不畅（血液淤积等）、身体冰冷、精神压力过大或疲劳所引起的生理痛，可以通过简单的运动促进骨盆内外血液循环、放松心情等，帮助改善症状。利用旋转骨盆、刺激腹部的运动，促进血液循环，再加上舒服放松的扭转伸展，可消除疲惫感。

第1章　骨盆的构造

第2章　骨盆周围的肌肉

第3章　骨盆的运动

第4章　关于骨盆常见的疑问与误解

第5章　利用骨盆调整运动改善骨盆歪斜与松弛

第6章　通过骨盆调整运动改善身体不适

放松·摇晃骨盆

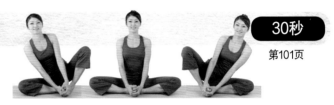

30秒
第101页

强化·踢脚跟运动（俯卧进行）

60秒
第120页

拉筋伸展·垫毛巾伸展（俯卧进行）

60秒
第129页

强化·夹毛巾运动

60秒
第121页

拉筋伸展·打开髋关节（俯卧进行）

60秒
第137页

放松·抬起坐骨与坐骨踏步

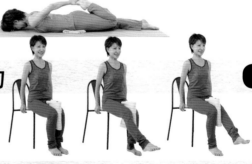

30秒
第105页

大腿变粗

　　走路散散漫漫、长时间坐着，都会导致膝关节上方囤积脂肪，使得大腿变粗。走路时，应该有意识地让腿部、膝关节出力，并且多利用楼梯上楼。为了保持腿部动作顺畅，需保持髂腰肌、腿部内侧肌肉的柔韧度。下面的运动组合可以锻炼大腿的肌肉，在锻炼过后应适当伸展这些部位。

放松·摇晃骨盆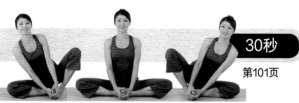
30秒
第101页

强化·单侧大腿抬起（坐着进行）
60秒
第119页

拉筋伸展·垫毛巾伸展（俯卧进行）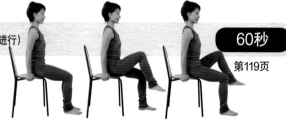
60秒
第129页

强化·踢脚跟运动（俯卧进行）
60秒
第120页

拉筋伸展·拉拢双腿
60秒
第133页

放松·抬起骶骨
30秒
第105页

小腹凸出

　　明明其他部位都很瘦，小腹却鼓起凸出……如果你有这样的问题，那除了腹肌衰弱、脂肪摄取过多导致内脏与皮下脂肪堆积这两大原因外，还需要检视自己是否有姿势不良的问题。

　　要改善凸出的小腹，可以从轻松无负担的简易版仰卧起坐开始，接着进行扭转伸展，将

意识集中在背部，舒缓肌肉；另外，别忘了伸展腘绳肌（此肌群可保持姿势），让这里的肌肉保持柔软。

放松·摇晃骨盆

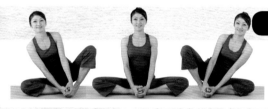

30秒

第101页

强化·腹部平坦运动（四肢着地腹压运动）

60秒

第114页

拉筋伸展·弓式

60秒

第132页

强化·腰部扭转运动（以手碰膝）

60秒

第116页

拉筋伸展·身体扭转（双膝并拢进行）

60秒

第126页

放松·抬起骶骨

30秒

第105页

第1章　骨盆的构造

第2章　骨盆周围的肌肉

第3章　骨盆的运动

第4章　关于骨盆常见的疑问与误解

第5章　利用骨盆调整运动改善背部紧绷与松弛

第6章　通过骨盆调整运动改善身体不适

产后腹肌衰弱

一般来说，产后的女性，身体至少要花6~8周的时间才能够恢复到产前的状态。此时女性腹直肌正中央的柔软组织"白线"呈现分离状态，腹肌衰弱。

产后2个月，不论是为了身体着想，还是为了能够顺利地养育孩子、操持家务，都应该积极地锻炼腹肌。与其依赖束腹带、束腹裤，不

如通过运动好好地收缩腹部肌肉，集中锻炼腹肌，让肌力逐渐恢复。一开始可从俯卧、四肢爬行姿势的运动开始做起，接着慢慢地带动其他肌肉，逐步锻炼。

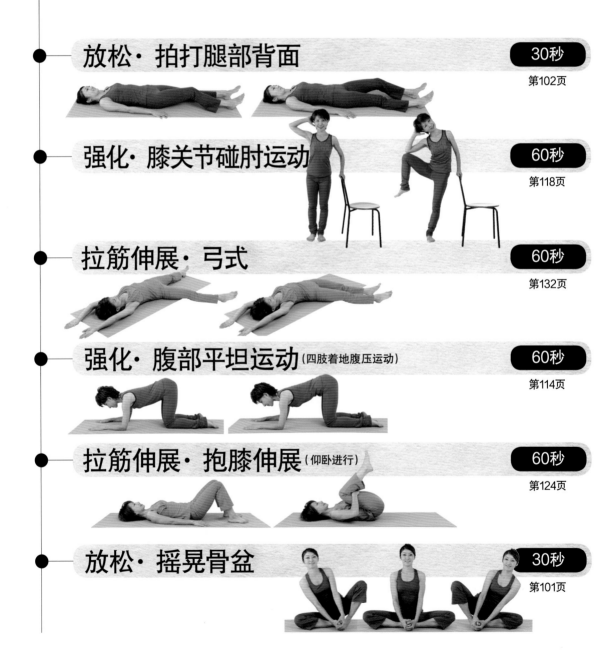

放松·拍打腿部背面　　30秒　第102页

强化·膝关节碰肘运动　　60秒　第118页

拉筋伸展·弓式　　60秒　第132页

强化·腹部平坦运动（四肢着地腹压运动）　　60秒　第114页

拉筋伸展·抱膝伸展（仰卧进行）　　60秒　第124页

放松·摇晃骨盆　　30秒　第101页

产后臀部变宽

有人以"骨盆打开了"来指产后臀部变宽的现象，而之所以会发生这种状况，是因为分娩时的激素改变使韧带松弛，同时身体变得容易蓄积脂肪，腰部肌力也下降了，最后就形成所谓的"水桶腰"。要改善上述的腰部问题，可以从强化腰臀部周围肌肉（臀小肌、臀中肌、臀大肌）开始做起，同时加入扭转伸展，帮助下半身恢复曲线。

（注意：就解剖学而言，这里的"骨盆打开"并不是肉眼能够观察确认到的现象。）

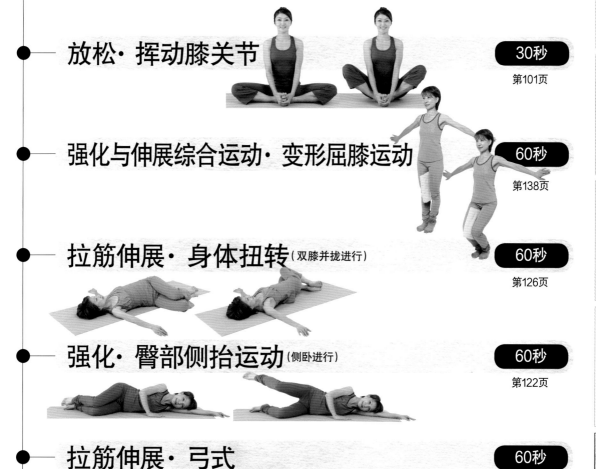

放松·挥动膝关节 　30秒　第101页

强化与伸展综合运动·变形屈膝运动 　60秒　第138页

拉筋伸展·身体扭转（双膝并拢进行） 　60秒　第126页

强化·臀部侧抬运动（侧卧进行） 　60秒　第122页

拉筋伸展·弓式 　60秒　第132页

放松·仰卧草裙舞 　30秒　第103页

第1章 骨盆的构造

第2章 骨盆周围的肌肉

第3章 骨盆的运动

第4章 关于骨盆常见的疑问与误解

第5章 利用骨盆调整运动改善骨盆韧带松弛

第6章 通过骨盆调整运动改善身体不适

产后尿失禁

分娩时，盆底肌必须强烈伸展拉扯，有时候甚至会导致会阴部撕裂伤等，产后数个月内这些肌肉都很难恢复。盆底肌一旦衰弱，有时候就连打个喷嚏都可能引起腹压性尿失禁等状况。分娩后，等到撕裂的伤口痊愈（约需2个月的时间），就可以开始盆底肌运动了。除了进行盆底肌运动外，还可以加入拉筋伸展运动，促进骨盆周围的血液循环。

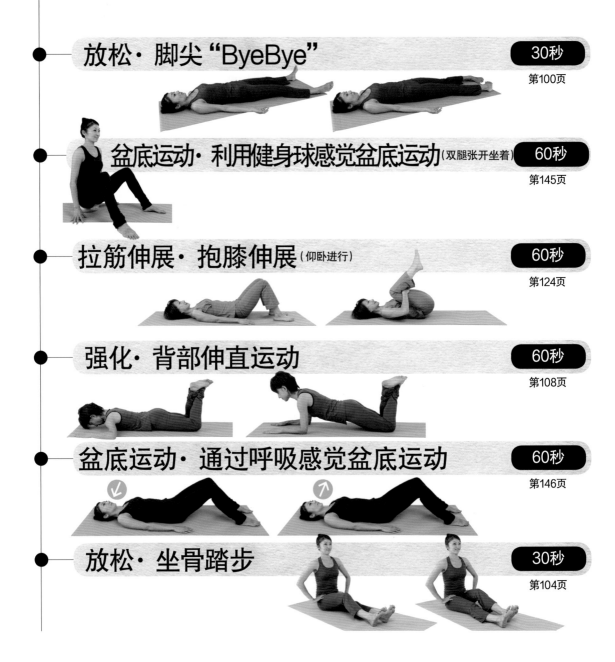

放松·脚尖"ByeBye"　　30秒
第100页

盆底运动·利用健身球感觉盆底运动（双腿张开坐着）　60秒
第145页

拉筋伸展·抱膝伸展（仰卧进行）　60秒
第124页

强化·背部伸直运动　　60秒
第108页

盆底运动·通过呼吸感觉盆底运动　60秒
第146页

放松·坐骨踏步　　30秒
第104页

老化所致尿失禁

随着年龄增加，身体各部位的肌力会逐渐衰退，常常还来不及到厕所，尿液就忍不住排了出来。为了能够让自己到厕所再排尿，需要训练盆底肌，维持憋尿的持久力。另外，人们容易忽略的一点，就是脑功能的下降也可能与尿失禁有关，所以进行保养、锻炼时，同时兼顾身体与脑部，才能事半功倍。

放松·摇晃骨盆

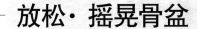

30秒
第101页

盆底运动·感觉盆底的收缩 (仰卧立起膝关节)

60秒
第142页

拉筋伸展·垫毛巾伸展 (仰卧进行)

60秒
第129页

强化·腹部平坦运动 (四肢着地腹压运动)

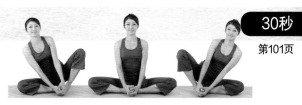

60秒
第114页

强化与伸展综合运动·骨盆旋转

60秒
第138页

放松·坐骨踏步

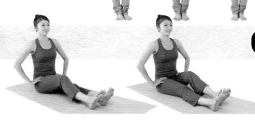

30秒
第104页

第1章 骨盆的构造

第2章 骨盆周围的肌肉

第3章 骨盆的运动

第4章 关于骨盆常见的疑问与误解

第5章 利用骨盆调整运动改善骨盆松弛

第6章 通过骨盆调整运动改善身体不适

日常生活中保持骨盆端正的 10 条守则

骨盆歪斜大多是由日常生活中的小动作累积而成，每天不知不觉的重复累积会让问题变得一发不可收拾。所以，除了通过运动改善骨盆歪斜之外，也要养成良好习惯，让骨盆能够时时保持端正。

这里所举出的姿势、动作，只是暂时性短时间进行是没问题的，但长期进行则会对骨盆造成负担。

不论是谁，或多或少都有骨盆歪斜的问题，随时注意自己平时的姿势、动作，就能够避免问题加重。

1 不要一直跷腿

跷腿坐着，会导致左右骨盆高低不同。若是一直保持跷腿的姿势，脊柱会慢慢形成固定的弯曲弧度，对背部、肩膀、腰部造成负担。长时间跷腿，为了在这样的状态下保持平衡，骨盆就会慢慢歪斜。若是非跷腿不可，一定要频繁地换脚，并且在换脚的时候适当地平放双腿，让骨盆、身体喘口气。

2 背包不要一直背在同一侧

背单肩包、提东西时，若你一直都习惯用同一侧，那一定要从现在开始叮嘱自己记得适度换侧。比方说，可以今天用右侧，明天换左侧，规定自己两侧平均使用。如左右脚鞋子磨损程度不一、单侧肩膀看起来较低等问题，大多是背、提东西的习惯不良造成的。

3 坐着时，不要让背部弯曲

坐椅子的时候，许多人习惯不坐满椅面，用弯曲的背部直接靠着椅背，长时间维持这个姿势，身体就会适应骨盆后倾的状态，造成骨盆倾斜。坐椅子时，尽量坐满，并且把背部伸直靠在椅背上；另外，要多伸展背部，修正骨盆的倾斜状态。

站立时，不要把重心放在单脚上

这也就是俗称的"三七步"。这样站着时，骨盆必须在倾斜的状态下支撑体重，为了维持整体平衡，身体就要保持小腹凸出的姿势。若是保持这个习惯，可能会导致小腹凸出。

4

走路时，不要看着下方

一般来说，身体会朝着眼睛所看的方向移动，而如果走路时向下看，容易形成驼背。背部一旦弯曲，骨盆会受到脊柱的带动，产生后倾的状态。若长期维持这个姿势走路，骨盆最后就会严重向后倾斜。走路时，记得保持骨盆直立，精神抖擞地迈开步伐前进吧！

5

不要侧身坐、"鸭子坐"

能长时间维持侧身坐、"鸭子坐"（双膝并拢，两侧小腿向身体两侧弯曲）的人，可能还未进入老年，就得倚靠拐杖了。这些坐姿会给膝关节、腰部、髋关节造成相当大的负担，而且还会造成膝关节变形。女性从50岁开始，膝关节疼痛的概率就会逐渐增加，到65岁以后会加剧，罹患退化性关节炎的概率更是男性的4倍。膝关节一旦变形，骨盆当然也很难维持在正确的位置。

6

不要仰卧并且以手当枕

很多人看电视时会采取这个姿势，事实上，这个姿势会对各个部位造成负担（只有腹部不会受到压迫），而且还会导致肩膀、颈部的不适。在这个姿势下，骨盆会向单侧歪斜。为了避免这个问题，躺下时可以准备一个舒服的枕头，时常改变方向，并且随时借机拉筋伸展，才不会造成太大的负担。

7

不要长时间穿着不合脚的鞋子

高跟鞋、紧靴子不仅会导致脚痛，也会让腰部、大腿内侧的肌肉过度紧绷，进而造成骨盆前倾；若是让身体长期保持这个状态，最后就会引起骨盆歪斜。

8

不要长时间穿着紧绷的衣服

紧绷的束腹、马甲或是腰围过小的牛仔裤，不但会影响骨盆周围的血液循环，还会把腹部的内脏向下挤压，增加盆底肌的负担。若是不得已一定要穿这些服装，脱下衣服后一定要充分地放松骨盆，恢复肌肉原有的柔软度。

9

打电话时不要一直用同一只手拿

打电话时，头部总是容易习惯向同一侧偏，若是通话的时间较长，就会使脊柱长时间向同一侧弯曲。在聊天时，我们往往会因为聊到忘我，忽略了身体正承受着负荷，让脊柱默默地承受歪斜状态，并传递到骨盆部位。为了避免这个问题，一定要提醒自己，时常换手拿电话，不要让负荷集中在身体的一侧。

10

第1章 骨盆的构造

第2章 骨盆周围的肌肉

第3章 骨盆的运动

第4章 关于骨盆常见的疑问与误解

第5章 利用骨盆调整运动改善骨盆歪斜与松弛

第6章 通过骨盆调整运动改善身体不适

身体的动作（图解）

髋关节的动作

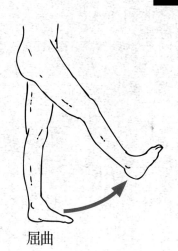

屈曲

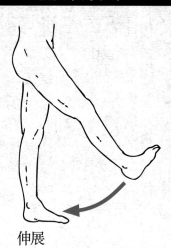

伸展

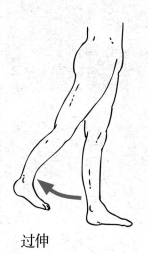

过伸

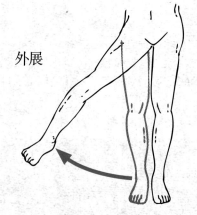

外展

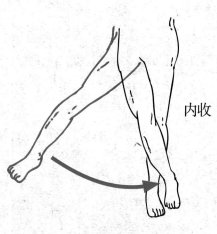

内收

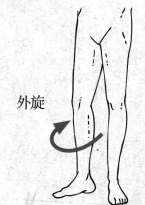

外旋

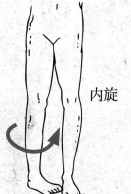

内旋

躯干的动作

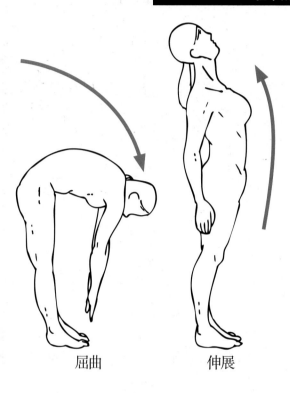

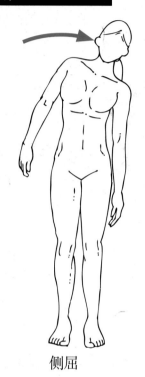

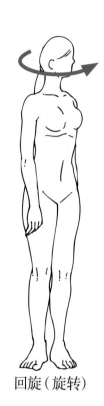

屈曲　　　　　　　伸展　　　　　　　侧屈　　　　　　回旋（旋转）

骨盆的运动

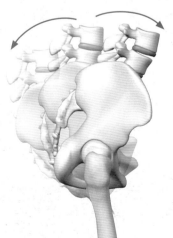

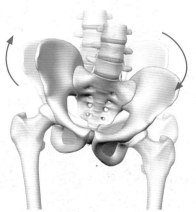

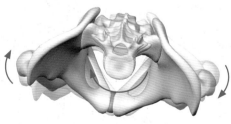

水平旋转

前倾、后倾　　　　　　上升、下降

附录

与骨盆相关的肌肉一览表

髋骨内侧肌肉（骨盆内肌肉）

◆髂腰肌
●髂肌
【起点】髂窝、髂前下棘

【止点】股骨小转子下方约2cm处

【功能】使髋关节屈曲、外旋、内旋（一般认为起始于髂前下棘的肌束与内旋动作有关）

【支配神经】腰丛、股神经（L_{2-4}）

【血管】髂腰动脉、旋髂深动脉

●腰大肌
【起点】第12胸椎、第1~4腰椎椎体以及椎间盘（浅头）、第1~5腰椎横突（深头）

【止点】股骨大转子

【功能】使髋关节屈曲、股骨向前上方举起以及外旋

【支配神经】腰神经丛、大腿神经（L_{1-3}）

【血管】肋下动脉、腰动脉、髂腰动脉、旋股内侧动脉

【备注】腰丛位于浅头、深头之间

●腰小肌
【起点】第12胸椎与第1腰椎椎体

【止点】同时分散到髂腰肌筋膜、髂耻隆突、髂耻弓

【功能】辅助腰大肌与髂肌

【支配神经】腰丛（T_{12}~L_4）

【血管】腰动脉

【备注】约50%的人没有这块肌肉

髋骨外侧肌肉（骨盆外肌肉）

◆臀肌
●臀大肌
【起点】（浅层）髂嵴、髂后上棘、骶骨与尾骨后方外侧边缘、（深层）臀后肌线、后方髂翼、胸腰筋膜与骶结节韧带

【止点】髂胫束（上部浅层）、臀肌粗隆（下部深层）

【功能】髋关节外展、髂胫束附着部分外展、臀肌粗隆周围部位内收；两侧同时作用时，可帮助肛门外括约肌收缩

【支配神经】臀下神经（L_4~S_2）

【血管】臀下动脉、臀上动脉、旋股内侧动脉、股深动脉的第1穿动脉

【备注】此肌肉与髂腰肌协同动作可帮助伸展，与臀中肌协同作用可外展。坐位时此肌肉包裹坐骨结节，站立时则不包裹

●臀中肌
【起点】髂骨翼外侧面、髂嵴、臀肌筋膜

【止点】股骨大转子尖端（外侧）

【功能】髋关节外展（全部）、内旋（前上部）、外旋及伸髋关节（后上部）

【支配神经】臀下神经（L_{4-5}）

【血管】臀上动脉、旋股外侧动脉

●臀小肌
【起点】髂骨的臀面（臀中肌起点的深层处）

【止点】股骨大转子（前方外侧）

【功能】与臀中肌相同，不过使髋关节外展的功能较弱

【支配神经】臀上神经（L_4~S_1）

【血管】臀上动脉、旋股外侧动脉

●阔筋膜张肌
【起点】髂前上棘

【止点】胫骨外侧髁

【功能】固定髋关节，髋关节屈曲、髋关节内旋或外展

【支配神经】臀上神经（$L_{4\text{~}5}$）

【血管】旋股外侧动脉

【备注】由于髂胫束附着在胫骨外侧髁上，所以可以将阔筋膜张肌视为双关节肌，而若采用此定义，这块肌肉还可以帮助伸膝关节（通过髂胫束固定膝关节侧面）

◆回旋肌群
●梨状肌
【起点】骶骨前方

【止点】大转子前端的内侧面

【功能】站立时能使髋关节外旋或外展，让骨盆后倾

【支配神经】骶骨神经丛（L_5~S_2）

【血管】臀上动脉、臀下动脉

【备注】坐骨神经大多从梨状肌下方通过，延伸到大腿后方。另外，梨状肌症候群与这条肌肉有关系

●闭孔内肌
【起点】髋骨闭孔膜及其周围

【止点】大转子（股骨转子窝）

【功能】髋关节外旋

【支配神经】骶丛（L_5~S_3）

【血管】闭孔动脉、阴部内动脉、臀下动脉

【备注】与臀大肌、股方肌协同作用，完成髋关节

外旋动作。坐位时，这块肌肉扮演外展肌的角色

上孖肌
【起点】坐骨棘

【止点】闭孔内肌肌腱与股骨转子窝

【功能】髋关节外旋

【支配神经】骶丛（L_5~S_2）

【血管】臀下动脉

【备注】与下孖肌一起辅助闭孔内肌的作用

●下孖肌
【起点】坐骨结节

【止点】闭孔内肌肌腱与股骨转子窝

【功能】髋关节外旋

【支配神经】骶丛（L_5~S_2）

【血管】臀下动脉

【备注】与上孖肌一起辅助闭孔内肌的作用

●股方肌
【起点】坐骨结节

【止点】大转子（转子间嵴）

【功能】髋关节外旋，亦可使髋关节内收

【支配神经】骶丛、坐骨神经（L_5~S_2）

【血管】臀下动脉、旋股内侧动脉

【备注】有些人天生缺乏这块肌肉；在极少数的状况下，这块肌肉会与大收肌融合

●闭孔外肌
【起点】闭孔膜外面及其周围

【止点】转子窝、髋关节囊

【功能】髋关节外旋、轻微的内收作用

【支配神经】闭孔神经（$L_{1\text{~}4}$）

【血管】闭孔动脉、旋股内侧动脉

【备注】这块肌肉位于深处，从身体表面难以触及

大腿肌

◆前群
●股直肌
【起点】髂前下棘（股直肌直头）以及髋臼上缘（股

直肌反折头）

【止点】股直肌为股四头肌四个肌腹之一，以共同肌腱越过髌骨前方，形成膝关节韧带，最后止于胫骨粗隆

【功能】屈髋关节、伸膝关节

【支配神经】股神经（L_{2-4}）

【血管】旋股深动脉

【备注】这块肌肉为双关节肌，是股四头肌之一。股四头肌还包括股中间肌、股内侧肌、股外侧肌，它们附着于股骨，作用为伸膝关节；由于上述信息与本书关联性低，因此书中并未详细记载

●缝匠肌

【起点】髂前上棘

【止点】胫骨粗隆内侧（浅鹅足）、小腿深筋膜

【功能】髋关节屈曲（前倾）或外旋、屈膝关节、固定膝关节的位置

【支配神经】股神经（L_{1-3}）

【血管】旋股外侧动脉

【备注】双关节肌；根据膝关节角度不同，这块肌肉也能控制小腿的内旋

◆后群

●股二头肌长头

【起点】坐骨结节（长头）

【止点】腓骨头

【功能】髋关节后伸（后倾）、膝关节屈曲或外旋

【支配神经】胫神经（$L_5 \sim S_2$）

【血管】旋股外侧动脉

【备注】长头为双关节肌。另外，这里虽然没有深入探讨股二头肌短头，但其实短头、长头同时附着于股骨，止于腓骨头；短头仅能屈曲膝关节

●半腱肌

【起点】坐骨结节（股二头肌长头、短头）

【止点】胫骨粗隆内侧（浅鹅足）

【功能】髋关节伸展、膝关节屈曲或内旋

【支配神经】胫神经（$L_4 \sim S_2$）

【血管】股深动脉的动脉穿支

【备注】双关节肌；有时可以发现斜着穿过筋膜内的腱划

●半膜肌

【起点】坐骨结节

【止点】胫骨内侧（深鹅足）

【功能】髋关节伸展、膝关节屈曲或内旋

【支配神经】胫神经（$L_5 \sim S_2$）

【血管】股深动脉的动脉穿支

【备注】双关节肌。少数人身上没有这块肌肉，或者是这块肌肉与半腱肌完全融合

◆内侧群

●长收肌

【起点】耻骨上支、耻骨联合

【止点】股骨粗线内侧唇中1/3处

【功能】髋关节内收与外旋

【支配神经】闭孔神经（L_{2-4}）

【血管】股深动脉

【备注】与内收大肌（大收肌）前端重合

●短收肌

【起点】耻骨下支

【止点】股骨粗线内侧唇上1/3处

【功能】髋关节内收或外旋、轻微的屈曲作用

【支配神经】闭孔神经（L_{2-4}）

【血管】股深动脉、阴部外动脉、闭孔动脉

【备注】与长收肌关系密切；与小收肌前方重叠，下方纤维则埋入大收肌、长收肌之间

●大收肌

【起点】耻骨下支、坐骨支前方、坐骨结节

【止点】扇状肌束大部分终止于股骨粗线内侧。其他部分则构成肌腱，止于股骨内上髁

【功能】髋关节内收、股骨粗线附着部分髋关节外旋、内收肌结节附着部分下肢外旋，弯曲时则使下肢内旋

【支配神经】闭孔神经（粗线的附着部位，L_{3-4}）、

胫神经（内收肌结节的附着部位，L_{3-5}）

【血管】股深动脉的动脉穿支、闭孔动脉

【备注】大收肌的2个停止腱之间有大收肌裂孔，股动脉就是通过这个裂孔，穿出腘窝。这块肌肉可以触诊

● **小收肌**

【起点】耻骨下支、起于大收肌最前方（最上方）

【止点】股骨粗线内侧唇上

【功能】髋关节内收

【支配神经】闭孔神经（L_{3-4}）、胫神经（L_{3-5}）

【血管】股动脉的动脉穿支、闭孔动脉

【备注】许多人的这块肌肉与大收肌并没有完全分离，因此很难厘清明确的界线；这种时候，一般就直接当作这些人缺乏小收肌

● **耻骨肌**

【起点】耻骨梳

【止点】股骨的耻骨肌线、股骨粗线的前段

【功能】髋关节屈曲（前倾）、内收、轻微的外旋作用

【支配神经】闭孔神经前支（L_{2-4}）、股神经（L_{2-3}）

【血管】阴部外动脉、旋股内侧动脉、闭孔动脉

【备注】这块肌肉与髂腰肌一起构成股三角的底部（髂耻窝）

● **股薄肌**

【起点】耻骨下支

【止点】胫骨粗隆内侧（浅鹅足）

【功能】髋关节内收、膝关节屈曲或内旋

【支配神经】闭孔神经（L_{2-4}）

【血管】阴部外动脉、股深动脉、闭孔动脉

背肌

◆ 背浅肌

● **背阔肌**

【起点】脊柱骨部分：第7~12胸椎棘突。髂骨部分：胸腰筋膜，骨盆部分则为骶骨棘突、髂嵴后方1/3。肋骨部分：第10~12对肋骨（肩胛骨部分：若是纤维从肩胛骨下角开始生长时）

【止点】肱骨前方（小结节）

【功能】手臂下垂时使上臂向后方举起，手臂举起时使上臂下降与内收，手臂内收时使上臂内收，两侧同时动作时让肩关节往后下方下降

【支配神经】胸背神经（C_{6-8}）

【血管】胸背动脉、肩胛下动脉

◆ 背深肌

● **竖脊肌：髂肋肌**

【起点】腰髂肋肌:骶骨、髂嵴、胸腰筋膜。胸髂肋肌：第7~12肋。颈髂肋肌：第3~7肋

【止点】腰髂肋肌：第6~12肋、胸腰筋膜的深层部位、上位腰椎横突。胸髂肋肌:第1~6肋。颈髂肋肌：第4~6颈椎横突处

【功能】脊柱伸展（两侧收缩）、脊柱单侧屈曲（单侧收缩）

【支配神经】脊神经后支的外侧支（C_2~L_5）

【血管】骶外侧动脉、肋间动脉、腰动脉

● **竖脊肌：最长肌**

【起点】胸最长肌：骶骨、髂嵴、腰椎的棘突，下位胸椎横突。颈最长肌:第1~6胸椎横突。头最长肌：第4~7颈椎横突与关节突

【止点】胸最长肌：第2~12肋、腰椎肋突、胸椎横突。颈最长肌：第2~5颈椎横突。头最长肌：颞骨乳突部

【功能】脊柱伸展（两侧收缩）、脊柱单侧屈曲（单侧收缩）

【支配神经】脊神经后支的外侧支（C_2~L_5）

【血管】骶外侧动脉、肋间动脉、腰动脉

● **横突棘肌：多裂肌**

【起点】骶骨、髂骨、腰椎肋突，胸椎与第4~7颈椎横突

【止点】1个以上的上位椎体棘突（到颈部为止）

【功能】脊柱伸展（两侧收缩）、脊柱单侧屈曲（单侧收缩）、脊柱另一侧回旋（单侧收缩）

【支配神经】脊神经后支的内侧支（C_3~S_4）

【血管】骶外侧动脉、肋间后动脉、腰动脉

腹肌

●腹直肌
【起点】耻骨联合和耻骨嵴
【止点】胸骨剑突和第5~7肋软骨前面
【功能】前屈脊柱、上提骨盆前缘、增加腹压
【支配神经】肋间神经（T_{5-12}）
【血管】腹壁上、下动脉
【备注】关于腹直肌的起点、止点，各家说法不一，英美体系与德国体系对于起止点的看法完全相反。中国一般则采取"起点为耻骨联合和耻骨嵴，止点为肋软骨和剑突"的说法

●腰方肌
【起点】髂嵴
【止点】第12肋、腰椎肋突
【功能】单侧作用能使躯干向同侧弯曲、两侧一同作用时能增加腹压
【支配神经】胸神经（C_{12}）、腰神经（L_{1-3}）
【血管】肋间动脉、髂腰动脉的腰部分支

●腹外斜肌
【起点】第5~12肋外侧面
【止点】髂嵴前部、腹股沟韧带、白线
【功能】两侧一起动作可前屈躯干、增加腹压，单侧动作则能让躯干向同侧弯曲，朝相反方向旋转（回旋）
【支配神经】肋间神经（T_{5-12}）、髂腹下神经（$T_{12}~L_1$）、髂腹股沟神经（L_1）
【血管】肋间后动脉、腰动脉

●腹内斜肌
【起点】胸腰筋膜、髂嵴、腹股沟韧带外侧1/2处
【止点】上方：第10~12肋下缘。中间：腹直肌鞘前层和后层、白线。下方：最下方的肌束通过腹股沟管，在男性，会继续往下方延伸构成提睾肌
【功能】两侧同时作用时，能够让躯干前屈、增加

腹压。单侧作用则能使躯干向同侧弯曲，并向该侧旋转
【支配神经】肋间神经（T_{10-12}）、髂腹下神经（$T_{12}~L_1$）、髂腹股沟神经（L_1）
【血管】肋间动脉、腰动脉

●腹横肌
【起点】第7~12肋软骨内面、胸腰筋膜、腹股沟韧带外侧1/3、髂嵴
【止点】腹直肌鞘的后层、白线
【功能】两侧共同收缩能增加腹压。单侧作用时，能使躯干向同侧旋转
【支配神经】肋间神经（T_{7-12}）、髂腹下神经（$T_{12}~L_1$）、髂腹股沟神经（L_1）
【血管】肋间后动脉、腰动脉

盆底肌

◆盆膈
●肛提肌：耻骨直肠肌
【起点】耻骨（左右侧的耻骨上支）
【止点】肛门外括约肌
【功能】支撑盆腔内脏、拉抬盆底部
【支配神经】阴部神经丛分支（肛提肌神经）
【血管】直肠中动脉

●肛提肌：耻尾肌
【起点】耻骨（耻骨直肠肌起点的外侧）
【止点】肛尾韧带、尾骨
【功能】支撑盆腔内脏、拉抬盆底部
【支配神经】阴部神经丛分支（肛提肌神经）
【血管】直肠中动脉

●肛提肌：髂尾肌
【起点】闭孔内肌筋膜（以及肛提肌）的腱弓
【止点】肛尾韧带、尾骨
【功能】支撑盆腔内脏、拉抬盆底部
【支配神经】阴部神经分支（肛提肌神经）
【血管】直肠中动脉

●尾骨肌

【起点】坐骨棘

【止点】尾骨的外侧边缘

【功能】支撑内脏，帮助排尿、排便，前拉尾骨

【支配神经】阴部神经分支（尾骨肌神经）

【血管】阴部内动脉分支

◆ 尿生殖膈

●会阴深横肌

【起点】耻骨下支、坐骨支

【止点】阴道壁或前列腺壁、会阴中心腱

【功能】产生张力的同时，亦支撑着盆底部

【支配神经】阴部神经的分支（会阴神经）

【血管】阴部内动脉分支

●会阴浅横肌

【起点】坐骨支

【止点】会阴中心腱

【功能】产生张力的同时，支撑着盆底部

【支配神经】阴部神经的分支（会阴神经）

【血管】阴部内动脉分支

◆ 括约肌和海绵体肌

●尿道括约肌

【起点】环绕尿道膜部

【止点】-

【功能】收紧尿道

【支配神经】阴部神经的分支（膀胱下神经）

【血管】阴部内动脉分支

●肛门外括约肌

【起点】环绕肛门

【止点】-

【功能】收紧肛门

【支配神经】阴部神经的分支（会阴神经）

【血管】阴部内动脉分支

●球海绵体肌

【起点】会阴中心腱和尿道球部下面的中缝

【止点】阴道背面的筋膜

【功能】女性：收紧阴道口；男性：包围尿道海绵体

【支配神经】阴部神经的分支（会阴神经）

【血管】阴部内动脉分支

●坐骨海绵体肌

【起点】坐骨支

【止点】阴茎脚或阴蒂脚

【功能】使阴茎或阴蒂勃起

【支配神经】阴部神经的分支（会阴神经）

【血管】阴部内动脉分支

骨盆调整运动一览表

读 书 笔 记

读 书 笔 记

读 书 笔 记